Vorwort

Im Jahr 2000 gab es den ersten Expertenstandard des DNQP zum Thema Dekubitusprophylaxe in der Pflege. Die Konsensuskonferenz war ein Meilenstein, sowohl als Ausdruck der Leistungsfähigkeit der Pflegewissenschaft und -praxis, als auch des gewachsenen (berufspolitischen) Selbstbewusstseins der Pflegenden. Es war ein Ruck durch die Pflege gegangen. Die Expertenstandards des DNQP sind eine Erfolgsgeschichte. Heute existieren insgesamt sieben davon.

In zehn Jahren hat sich viel in der Pflege bewegt, nicht alles davon zum Besseren. Die Ökonomisierung im Gesundheitswesen hat das System mehr verändert als Jahrzehnte kontinuierlicher Reformen davor. Qualität ist inzwischen genauso ein Modewort wie Gesundheitswirtschaft. Beides ist oft nur ein Feigenblatt. Denn der strapazierte Begriff Qualität soll häufig nur die Nebenwirkungen von Fehlsteuerungen und Fehlanreizen kaschieren und die Nutzer des Systems in Sicherheit wiegen. Und Gesundheitswirtschaft ist oft nur eine leere Floskel für die Kapitulation der Politik vor der Komplexität des Systems und der starken Lobby aus Pharmaindustrie und Ärzteschaft.

Parallel dazu sind die Belastungen der Pflegenden massiv angestiegen. Immer weniger professionelle Pflegende stehen immer mehr und immer abhängigeren Klienten gegenüber. Die Fortschritte im Wissen und pflegerische Konzepte lassen sich dadurch immer schlechter umsetzen. Implizite Rationierung in der Pflege gehört zum Alltag. Und die Pflegenden werden von Politik und Gesellschaft damit allein gelassen.

Pflege nimmt – trotz widriger Umstände in der Praxis – bei den Menschen immer noch vor allem wahr, wie sie mit den Auswirkungen einer Krankheit, Behinderung oder Pflegebedürftigkeit zurechtkommen bzw. wie diese verhindert werden können und handelt entsprechend. Lebensqualität hat dabei eine höhere Priorität als Normwerte im Labor und Computertomografie. Es würden im medizindominierten System endlich die Pflege – und andere Gesundheitsberufe – auf Augenhöhe mitsprechen, wenn ihre Perspektive gleichberechtigt in die Behandlungsziele und -konzepte einbezogen würde.

Um diesen Anspruch auch einzulösen, müssen die Pflegenden ihre Kompetenz belegen. Das beginnt im täglichen Handeln und Kommunizieren: ,Proud to be a Nurse!' ist als Haltung zu entwickeln. Das braucht aber auch theoretische Grundlagen, wie konzeptionelle Modelle der Pflege und die Evidenz, die die Expertenstandards belegen, als Orientierung für die pflegerische Praxis.

Neben den Problemen gibt es aber auch Fortschritt und Zeichen der Hoffnung. Nachdem die erste Generation von akademisch qualifizierten Pflegenden mit Abschlüssen in Pflegeforschung, -management und -pädagogik den Weg durch die Instanzen geschafft hat, ist nun für eine neue Generation innerhalb kurzer Zeit ein fast bundesweites Angebot an Studiengängen zur Erstausbildung in der Pflege entstanden.

Aktuell sind es 22 Standorte – Tendenz steigend. Sicher, die Angebote nutzen alle die Modellklausel, aber die Macht des Faktischen darf nicht unterschätzt werden. Auch gibt es derzeit noch einen Wildwuchs, aber der kann auch als Wettbewerb verschiedener Modelle verstanden werden. Zentrales Anliegen dieser Studiengänge muss sein, auf eine Tätigkeit direkt mit den Klienten vorzubereiten.

Nach zehn Jahren also eine gemischte Bilanz. Es gibt sicher noch viele weitere, positive Beispiele, wo im Großen und im Kleinen Fortschritte erzielt wurden und Pflegende innovativ und erfolgreich sind. Dies gilt es zu dokumentieren und bekannt zu machen. Dies ist unser aller Aufgabe.

Berlin im Oktober 2010

Franz Wagner MSc, RbP
Vize-Präsident Deutscher Pflegerat
Bundesgeschäftsführer DBfK

Inhaltsverzeichnis

Die ursprüngliche Fassung des Expertenstandards Dekubitusprophylaxe in der Pflege (2004) kann zu Studienzwecken beim DNQP angefordert werden. Anfragen richten Sie bitte an: dnqp@hs-osnabrueck.de.

Konzept und Ergebnisse der modellhaften Implementierung aus dem Jahr 2004 stehen auf der Homepage des DNQP (www.dnqp.de) zum kostenlosen Download zur Verfügung und werden auch für die aktualisierte Fassung des Expertenstandards als Unterstützung bei der Einführung empfohlen.

1 Methodisches Vorgehen und Ergebnisse der Aktualisierung des Expertenstandards Dekubitusprophylaxe in der Pflege

Doris Schiemann, Petra Blumenberg & Andreas Büscher

Der Expertenstandard Dekubitusprophylaxe in der Pflege wurde im Jahr 2000 als erster nationaler Expertenstandard entwickelt, konsentiert und modellhaft implementiert (DNQP 2002). Er war auch der erste Expertenstandard, zu dem eine zweite Literaturstudie durchgeführt wurde, in der themenspezifische Veröffentlichungen der Jahre 1999 - 2002 analysiert wurden. Da diese Analyse keine neuen Gesichtspunkte hervorbrachte, die auf die Notwendigkeit einer Aktualisierung des Expertenstandards hindeuteten, verzichtete das DNQP zum damaligen Zeitpunkt auf die Einberufung einer Expertenarbeitsgruppe zur Aktualisierung und veröffentlichte die unveränderte Fassung des Expertenstandards in einer zweiten, um die neue Literaturstudie erweiterten Auflage der Ursprungsversion (DNQP 2004).

Da sich auch in den folgenden Jahren weder von Seiten der Mitglieder der Expertenarbeitsgruppe noch im Rahmen regelmäßiger Sichtungen der aktuellen internationalen Leitlinien durch das wissenschaftliche Team des DNQP Hinweise auf die Notwendigkeit einer vorzeitigen Aktualisierung des Expertenstandards ergaben, wurde mit der vollständigen Aktualisierung des Expertenstandards erst im Rahmen des regulären Fünf-Jahres-Turnus im Jahr 2009 begonnen.

Das methodische Vorgehen des DNQP zur Aktualisierung der Expertenstandards umfasst die Einberufung und gegebenenfalls die Ergänzung der Expertenarbeitsgruppe, die Erstellung einer neuen Literaturstudie, eine Anpassung von Standard, Kommentierung und standardisiertem Auditinstrument an den neuen Wissensstand, den Abstimmungsprozess mit Fachöffentlichkeit und DNQP-Lenkungsausschuss sowie die Neuauflage der Buchveröffentlichung zum aktualisierten Expertenstandard (DNQP 2007, S. 13 ff).

1.1 Einberufung und Ergänzung der Expertenarbeitsgruppe

Das DNQP hat sich 2009 an die wissenschaftliche Leitung, die Moderatorin und die Mitglieder der ursprünglichen Expertenarbeitsgruppe gewandt, um sie nach ihrer Bereitschaft und Verfügbarkeit zur erneuten Mitarbeit an der Aktualisierung des Expertenstandards zu fragen und die Aktualität ihrer Fachexpertise abzuklären. Angesichts des Zeitraums von beinahe neun Jahren seit Berufung der ehemaligen Expertenarbeitsgruppe war es erfreulich, dass fünf der ehemaligen Mitglieder für eine erneute Mitarbeit zur Verfügung standen. Neben einer neuen wissenschaftlichen Leitung – hierfür konnte Prof. Dr. Theo Dassen (Institut für Pflegewissenschaft, Charité Universitätsmedizin Berlin) gewonnen werden – sind vier neue Mitglieder mit wissenschaftlicher Fachexpertise zum Thema Dekubitusprophylaxe sowie eine Patientenvertreterin in die Expertenarbeitsgruppe berufen worden (s. S. 12ff).

Die Moderation der Expertenarbeitsgruppe übernahmen Prof. Dr. Doris Schiemann und Petra Blumenberg (Wissenschaftliches Team des DNQP/Hochschule Osnabrück). Die Zusammensetzung von neuen und ehemaligen Experten[1] aus Pflegewissenschaft und -praxis ermöglichte einen produktiven Austausch und die konstruktive Zusammenführung wissenschaftlicher Erkenntnisse aus den Ergebnissen der Literaturstudie und der im Rahmen der nachhaltigen Standardimplementierung gewonnenen Praxiserfahrungen.

Da sich auf die öffentliche Ausschreibung leider keine Experten aus der Gesundheits- und Kinderkrankenpflege für die Mitarbeit in der Expertenarbeitsgruppe beworben haben, war es nicht möglich, für die Dekubitusprophylaxe bei Kindern spezifische Expertenempfehlungen zu formulieren.

1.2   Erstellung neuer Literaturstudien

Die Literaturstudie zur 1. Aktualisierung des Expertenstandards Dekubitusprophylaxe wurde auf Grundlage der bereits vorliegenden Studien (2000 und 2004) von Dr. Jan Kottner und Dr. Antje Tannen (Institut für Pflegewissenschaft, Charité Universitätsmedizin Berlin) erstellt. Neu recherchiert wurde die Literatur für den Zeitraum 2002 - 2009. Analog zum Vorgehen bei der Entwicklung von Expertenstandards haben beide unabhängig voneinander relevante nationale und internationale Literaturquellen gesichtet, analysiert und bewertet (DNQP 2007, S. 6-7). Insgesamt konnten 148 Quellen berücksichtigt werden. Die tabellarische Auflistung und Bewertung der Studien mit Nennung der Ein- und Ausschlusskriterien kann auf der Webseite des DNQP eingesehen werden (www.dnqp.de).

Eine weitere Literaturstudie zur Dekubitusprophylaxe bei Kindern ist von Armin Hauss (Charité Universitätsmedizin Berlin) und Dr. Jan Kottner auf der Grundlage von 93 Quellen erarbeitet worden. Die Expertenarbeitsgruppe hat diese Studie nicht explizit berücksichtigt, weil ihr die Expertise aus der Kinderkrankenpflege fehlte. Die Literaturstudie zur Dekubitusprophylaxe bei Kindern ist deshalb nicht in die vorliegende Veröffentlichung aufgenommen worden. Sie steht interessierten Fachkollegen jedoch ebenfalls auf der Webseite des DNQP (www.dnqp.de) zur Verfügung.

1.3   Anpassung des Expertenstandards an den aktuellen Wissensstand

Bei der Anpassung des Expertenstandards und der Kommentierungen zu den einzelnen Standardkriterien arbeiteten die Expertenarbeitsgruppe, das wissenschaftliche Team und der Lenkungsausschuss des DNQP arbeitsteilig zusammen. Die Sitzung der Expertenarbeitsgruppe im November 2009 diente der kritischen Reflexion der einzelnen Standardkriteri-

---

[1] Zur sprachlichen Vereinfachung und damit zur verbesserten Lesbarkeit wird im Text lediglich die männliche Geschlechtsform verwendet, wenn beide Geschlechter gemeint sind.

en auf der Basis neuer Forschungsergebnisse und den Erkenntnissen aus evaluierten Praxisprojekten zur Umsetzung des bisherigen Expertenstandards. Zur Vorbereitung auf die Expertenarbeitsgruppen-Sitzung erhielten die Mitglieder vier Wochen vor der Sitzung eine Zusammenfassung der vorläufigen Ergebnisse der aktuellen Literaturstudie, die tabellarische Übersicht und Bewertung der ein- und ausgeschlossenen Literatur sowie ein Diskussionspapier zu den wesentlichen sich daraus ergebenden Fragestellungen.

Die Expertenarbeitsgruppe ist zu dem Ergebnis gelangt, dass es im Aktualisierungszeitraum zwar keine grundlegend neuen Erkenntnisse aus der Forschung zu den Kriterienebenen des bisherigen Expertenstandards gibt, jedoch inzwischen eine bessere Evidenz zu einzelnen Themen vorliegt. Da dies insbesondere für die Themen „Risikoeinschätzung" (alte und neue Kriterienebene 1) und „weitere Interventionen zur Erhaltung und Förderung der Gewebetoleranz" (alte Kriterienebene 4) zutraf, sind hierzu grundlegende Änderungen vorgenommen worden. Darüber hinaus wurden zur allgemeinen Zielsetzung und ihrer Begründung sowie zur ersten und dritten Kriterienebene inhaltliche und sprachliche Präzisierungen beschlossen. Daraus ergab sich für Präambel und Kommentare die Notwendigkeit einer vollständigen Überarbeitung.

Auf Basis dieser Erkenntnisse wurde eine Konsultationsfassung des aktualisierten Expertenstandards „Dekubitusprophylaxe in der Pflege" erstellt, auf deren Grundlage die im nächsten Absatz beschriebene Einbeziehung der Fachöffentlichkeit erfolgte. Im Einzelnen wurden in der Konsultationsfassung des Expertenstandards die folgenden sprachlichen und inhaltlichen Anpassungen vorgenommen:

* Zielsetzung, Begründung und Standardkriterien wurden an den nun allgemein geänderten Sprachgebrauch in den Expertenstandards angepasst, nach dem von Patient/ Bewohner anstelle von Patient/Betroffener gesprochen wird.

* In der Begründung ist folgender Passus zu Situationen aufgenommenen worden, in denen ein Dekubitus nicht verhindert werden kann: „Ausnahmen sind in pflegerisch oder medizinisch notwendigen Prioritätensetzungen oder im Gesundheitszustand der Patienten/Bewohner begründet."

* In Kriterienebene 1 wird auf die Empfehlung von Risikoskalen verzichtet, weil es keine Nachweise für die Überlegenheit von Risikoeinschätzungs-Skalen zur Ermittlung eines Dekubitusrisikos gegenüber der systematischen Einschätzung durch Pflegefachkräfte gibt. Damit bekommt die klinische Einschätzung durch die Pflegefachkraft im Rahmen des Risikoausschlusses und bei der differenzierten Risikoeinschätzung einen größeren Stellenwert als im alten Expertenstandard. Grundsätzlicher Bestandteil der klinischen Einschätzung sind die Hauteinschätzung und das Erkennen und Bewerten von Anzeichen für das Vorliegen von Dekubitusrisikofaktoren. Auch wenn die Anwendung von Risikoskalen nicht mehr generell empfohlen wird, kann sie

dennoch für noch unerfahrene Pflegefachkräfte eine Sensibilisierung für die Risiken darstellen.

Der zweite Satz des Kriteriums wurde erweitert um die „externen Faktoren (z. B. Tuben)", die zur erhöhten und/oder verlängerten Einwirkung von Druck und/oder Scherkräften führen.

- Nach Diskussion der aktuellen Leitlinie der NPUAP/EPUAP (2009) wurde durch die Expertenarbeitsgruppe vorgeschlagen, im aktualisierten Expertenstandard von „Dekubitus-Kategorien" anstelle von „Dekubitus-Graden" zu sprechen. Hintergrund dieses Vorschlags ist das häufige Missverständnis, dass sich ein Dekubitus graduell verändern kann, z. B. aus einem Dekubitus Grad I ein Dekubitus Grad II wird. Der Begriff Kategorie macht deutlicher, dass es sich um eine feststehende Einstufung handelt.

- In Kriterienebene 2 wurden von der Expertenarbeitsgruppe überwiegend sprachliche Präzisierungen vorgenommen, um das zentrale Ziel der Bewegungsförderung noch deutlicher hervorzuheben. Dementsprechend wurde weitestgehend auf den eher passiv und mechanisch klingenden Begriff der „Lagerung" verzichtet.

- Zu Kriterienebene 3 sah die Expertenarbeitsgruppe Diskussionsbedarf zur Frage nach differenzierten Fachbegriffen für unterschiedliche pflegerische Interventionen und ihrer Zielsetzung. Im Zusammenhang mit bewegungsfördernden Maßnahmen wird weiterhin von „Druckentlastung" gesprochen, da gefährdete Stellen auf diese Weise von Druck entlastet bzw. sogar befreit werden. Der Effekt von Hilfsmitteln, wie z. B. Weichlagerungskissen und -matratzen, Spezialbetten oder speziellen Wechseldruck-Matratzen wird mit „druckverteilend" anstatt „druckreduzierend" beschrieben, da sich der Druck bei diesen Systemen auf eine größere Auflagefläche verteilt. Entsprechend wurde das Ergebniskriterium 3 dahingehend geändert, dass statt von druckreduzierenden nunmehr von druckverteilenden Hilfsmitteln gesprochen wird.

- Die alte Kriterienebene 4 zu weiteren Interventionen im Rahmen der Dekubitusprophylaxe wurde gestrichen. Aktuelle Studienergebnisse konnten nicht belegen, dass ernährungsspezifische Maßnahmen sowie Maßnahmen zur Förderung der Gewebetoleranz eine prophylaktische Wirkung zur Vermeidung eines Dekubitus haben. Aus Sicht der Expertenarbeitsgruppe sind Maßnahmen zur Förderung der Ernährung und einer gesunden Hautbeschaffenheit separat zu behandelnde Themen (s. Expertenstandard Ernährungsmanagement, DNQP 2010). Die häufig zu beobachtende Ko-Existenz von Mangelernährung, schlechten Hautzuständen (sehr trockene Haut, mazerierte Haut z. B. durch Inkontinenz) und dem Auftreten von Dekubitus lässt sich vielmehr durch einen insgesamt verschlechterten Gesundheitszustand bzw. einen erhöhten Pflegebedarf erklären. Aus diesem Grund wurde auch die trockene Haut, anders als bei der internationalen NPUAP/EPUAP-Leitlinie (NPUAP/EPUAP 2009), nicht als ein Risikofaktor aufgenommen. Gesehen wird hier aber ein großer Schulungsbedarf beim Pflegepersonal, um eine Veränderung der Haut durch Feuchtigkeit oder trockene Haut von Dekubitus Grad 1 zu unterscheiden.

- Das Prozesskriterium 5 ist um das Beispiel „Dialyse-Abteilung" ergänzt worden, da hier, ebenso wie in der Röntgen- oder der Operationsabteilung, die Notwendigkeit der Fortführung der Dekubitusprophylaxe besteht.

- In Kriterienebene 6 (Evaluation der Maßnahmen) wurde analog zu den Änderungen in Kriterienebene 1, der klinischen Einschätzung durch die Pflegefachkraft größeres Gewicht gegeben.

1.4   Einbeziehung der Fachöffentlichkeit

Die aktive Einbeziehung der Fachöffentlichkeit erfolgte in der Form, dass das DNQP den aktualisierten Expertenstandard-Entwurf gemeinsam mit der neu erarbeiteten Kommentierung und neuen Literaturstudie für den Zeitraum von acht Wochen (28. Juni bis 20. August 2010) auf seiner Webseite veröffentlicht hat. Interessierte Fachvertreter aus Pflegepraxis und -wissenschaft sowie anderen Gesundheitsberufen erhielten damit die Möglichkeit, Stellungnahmen zu der Konsultationsfassung abzugeben. Sie wurden in den Fachmedien frühzeitig auf die Veröffentlichung der Konsultationsfassung hingewiesen.

Das hohe Interesse der Fachöffentlichkeit zeigte sich darin, dass die Konsultationsfassung mehr als 2.700 Mal aufgerufen und die Literaturstudie ca. 800 Mal eingesehen wurde. Insgesamt sind 38 schriftliche Rückmeldungen aus allen Bereichen der Pflege mit sehr fundierten Anmerkungen und Vorschlägen für die abschließende Erarbeitung des Expertenstandards und der Kommentierung in der Geschäftsstelle des DNQP eingegangen. Die Mehrzahl der Rückmeldungen kam aus Krankenhäusern, in denen sich zum Teil Arbeitsgruppen mit der Konsultationsfassung auseinandergesetzt hatten. Die zweitgrößte Gruppe waren Einzelpersonen aus der Pflege, gefolgt von stationären Altenhilfeeinrichtungen und ambulanten Pflegediensten. Darüber hinaus wurden auch einige Stellungnahmen von Einzelpersonen aus der Physiotherapie abgegeben.

Die Stellungnahmen wurden vom wissenschaftlichen Team des DNQP inhaltsanalytisch ausgewertet und für die weiteren Beratungen der Expertenarbeitsgruppe aufbereitet. Inhaltlich umfassten die Rückmeldungen vielfältige Aspekte. Dazu gehörten neben den vielfach sehr fundierten Anmerkungen zu den Standardkriterien in der Konsultationsfassung:

- allgemeine, in der Regel zustimmende Anmerkungen zu den vorgenommenen Änderungen,
- grundlegende Anmerkungen zu den Expertenstandards und ihrer Bedeutung in der Pflegepraxis

- Anregungen zur Veröffentlichung der Expertenstandards und ergänzendem Material sowie
- sprachliche und redaktionelle Hinweise.

Auf Grundlage einer nach Themenschwerpunkten differenzierten Auswertung aller Rückmeldungen durch das wissenschaftliche Team des DNQP wurde im Rahmen einer schriftlichen Befragung der Experten ein abschließender Konsens über Änderungs- und Ergänzungsvorschläge aus der Fachöffentlichkeit hergestellt. Bei Vorschlägen, zu denen es in der Expertenarbeitsgruppe keinen eindeutigen Konsens gab, erfolgte eine moderierte Feinabstimmung zwischen einzelnen Mitgliedern der Expertenarbeitsgruppe, in deren Rahmen konsensfähige Lösungen gefunden werden konnten.

Gegenüber der Konsultationsfassung haben sich durch dieses Verfahren folgende Änderungen und Ergänzungen für die abschließende Version des aktualisierten Expertenstandards und die Kommentierung ergeben.

- Zu Kriterienebene 1: Statt von Dekubituskategorien wird weiterhin von Dekubitus-Graden die Rede sein. Aus der Fachöffentlichkeit wurde darauf hingewiesen, dass eine Begriffsänderung zur Zeit noch schwierig umzusetzen sei, da in anderen Zusammenhängen (z. B. im Rahmen der Datenerhebung in Krankenhäusern zum Generalindikator Dekubitusprophylaxe oder der ICD-Klassifikation) weiterhin von Dekubitus-Graden die Rede ist. Diesem Hinweis ist die Expertenarbeitsgruppe mit knapper Mehrheit gefolgt.

- Zu Kriterienebene 1: Die Fachöffentlichkeit begrüßt den Verzicht der Expertenarbeitsgruppe auf eine ausdrückliche Empfehlung von Risikoskalen und der damit verbundenen Aufwertung der klinischen Einschätzung durch die Pflegefachkraft. Gewünscht wurden jedoch präzisere Kriterien zur Identifikation von Risikopatienten und -bewohnern. Diesen Wunsch sieht die Expertenarbeitsgruppe durch die Tabelle in der Kommentierung zum Standardkriterium (s. S. 23, Tabelle 1) erfüllt, in der Beispiele für die zentralen Risiken eingeschränkte Aktivität, Mobilität und äußere Einwirkung von Druck- und/oder Scherkräften aufgeführt sind.

- In Prozesskriterium 1 werden nun als Beispiele für externe Faktoren statt „Tuben" Sonden oder Katheter genannt, weil diese Bezeichnungen gebräuchlicher sind.

- In der Kommentierung zu Prozesskriterium 2 wurde ein Passus zum Nicht-Unterlagern von für die Bewegung wichtigen Körperteilen wie z. B. des Schultergürtels gestrichen. In mehreren Stellungnahmen war darauf aufmerksam gemacht worden, dass es Krankheitsbilder gibt, bei denen eine Stabilisierung dieser Körperbereiche wichtig sein kann.

  Gestrichen wurde auch die maximale Zeitangabe von einer Stunde für die sitzende Position, um stattdessen ein individuelles, für den jeweiligen Patienten/Bewohner tolerables Zeitintervall zu ermöglichen.

- In Kriterienebene 3 wird deutlicher als in der Konsultationsfassung hervorgehoben, dass der Einsatz druckverteilender Hilfsmittel in der Regel nur eine Ergänzung von druckentlastenden Maßnahmen darstellt, so lange keine Kontraindikationen für jede Form der Bewegungsförderung vorliegen.

- Die Kommentierung zu Strukturkriterium 3b ist um einen Ansatz zum Problem ambulanter Pflegedienste bei der zeitnahen Beschaffung druckverteilender Hilfsmittel ergänzt worden. Dort werden die strukturellen Barrieren benannt, die einer Umsetzung des Expertenstandards derzeit entgegenstehen können (s. S. 32).

1.5   Veröffentlichung der aktualisierten Fassung

Das Ergebnis der Abstimmungsprozesse zwischen Expertenarbeitsgruppe, Fachöffentlichkeit und dem DNQP-Lenkungsausschuss war Grundlage für die Erarbeitung der abschließenden Version des aktualisierten Expertenstandards und der Kommentierung. Dies geschah in enger Zusammenarbeit mit der Expertenarbeitsgruppe und ihrem wissenschaftlichen Leiter.

Auf Grundlage des aktualisierten Expertenstandards hat das wissenschaftliche Team des DNQP in enger Zusammenarbeit mit Kooperationseinrichtungen in der Praxis eine Überarbeitung des standardisierten Audit-Instruments vorgenommen. Das Audit-Instrument steht allen Einrichtungen auf der Webseite des DNQP kostenlos zur Verfügung (www.dnqp.de/expertaudit.htm).

Für eine erneute modellhafte Implementierung, wie sie 2000 durchgeführt wurde, sieht das DNQP angesichts der weitgehenden Bestätigung des ursprünglichen Expertenstandards keine Notwendigkeit. Jedoch wurden die Kapitel zur modellhaften Implementierung aus der Buchveröffentlichung zum Expertenstandard Dekubitusprophylaxe (2004) nicht in die aktualisierte Fassung mit aufgenommen, um das Missverständnis auszuschließen, es handele sich um aktuelle Implementierungsergebnisse. Der Bericht zu den Ergebnissen der modellhaften Implementierung des Expertenstandards aus dem Jahr 2002, die seine Praxistauglichkeit und Akzeptanz bestätigen (Schiemann & Moers 2004), kann aber auf der Webseite des DNQP kostenlos heruntergeladen werden (www.dnqp.de).

Die vorliegende Veröffentlichung zum Expertenstandard Dekubitusprophylaxe in der Pflege – 1. Aktualisierung 2010 – enthält den Expertenstandard mit Präambel und Kommentierung, das überarbeitete Audit-Instrument und die neue Literaturstudie. Die vorherigen Literaturstudien zur Dekubitusprophylaxe in der Pflege aus 2000 und 2004 können zu Studienzwecken in der Geschäftsstelle des DNQP angefordert werden.

Die Ergebnisse der Standardaktualisierung wurden im Rahmen des 13. Netzwerk-Workshops, den das DNQP am 25. Februar 2011 in Kooperation mit der Charité Universitätsmedizin Berlin veranstaltete, vorgestellt und mit den Workshop-Teilnehmern diskutiert.

Literatur

Deutsches Netzwerk für Qualitätsentwicklung in der Pflege (DNQP) (Hrsg.) (2004): Expertenstandard Dekubitusprophylaxe in der Pflege. Entwicklung - Konsentierung - Implementierung. 2. Aufl. Osnabrück: DNQP

Deutsches Netzwerk für Qualitätsentwicklung in der Pflege (DNQP) (2007): Methodisches Vorgehen zur Entwicklung und Einführung von Expertenstandards in der Pflege. [URL: http://www.dnqp.de/methodischesvorgehen.pdf]

Deutsches Netzwerk für Qualitätsentwicklung in der Pflege (DNQP) (Hrsg.) (2010): Expertenstandard Ernährungsmanagement zur Sicherstellung und Förderung der oralen Ernährung in der Pflege. Entwicklung - Konsentierung - Implementierung. Osnabrück: DNQP

National Pressure Ulcer Advisory Panel and European Pressure Ulcer Advisory Panel (NPUAP / EPUAP) (2009): Prevention and treatment of pressure ulcers: clinical practice guideline. Washington DC: National Pressure Ulcer Advisory Panel. Deutsche Übersetzung der Kurzfassung unter URL: www.epuap.org/guidelines/QRG_prevention_German_pdf (Juni 2010)

Schiemann, Doris und Moers, Martin (2004): Die Implementierung des Expertenstandards Dekubitusprophylaxe in der Pflege. In: DNQP (Hrsg.): Expertenstandard Dekubitusprophylaxe in der Pflege. Entwicklung - Konsentierung. - Implementierung. 2. Aufl. Osnabrück: DNQP, S. 101 - 122

2 Der Expertenstandard Dekubitusprophylaxe in der Pflege – 1. Aktualisierung 2010

Katrin Balzer, Theo Dassen, Johanna Feuchtinger, Gisela Flake, Christa Gottwald, Karla Kämmer, Eva-Maria Panfil, Gerhard Schröder, Thomas Skiba, Eva Steinmetz, Doris Wilborn

2.1 Expertenarbeitsgruppe „Dekubitusprophylaxe" - 1. Aktualisierung 2010

Wissenschaftliche Leitung:	Theo Dassen, Berlin
Moderation:	Doris Schiemann, Osnabrück
	Petra Blumenberg, Osnabrück
Wissenschaftliche Mitarbeit/Literaturstudie:	Armin Hauss, Berlin
	Jan Kottner, Berlin
	Antje Tannen, Berlin
Patientenverteterin:	Gisela Flake, Rotenburg/Wümme

Katrin Balzer

Dipl.-Pflegepädagogin, Gesundheits- und Krankenpflegerin, wissenschaftliche Mitarbeiterin und kommissarische Leitung der Sektion Forschung und Lehre in der Pflege, Institut für Sozialmedizin, Universitätsklinikum Schleswig-Holstein. Veröffentlichungen und Vorträge zum Thema.

Theo Dassen

Prof. Dr., Gesundheits- und Krankenpfleger, Direktor des Instituts für Medizin-, Pflegepädagogik und Pflegewissenschaft der Charité Universitätsmedizin Berlin, zahlreiche Veröffentlichungen und Vorträge zum Thema, jährliche Prävalenzstudie zum Thema.

Johanna Feuchtinger

Dr., MNSc, Gesundheits- und Krankenpflegerin, Stabsstelle Qualität und Entwicklung am Universitätsklinikum Freiburg. Veröffentlichungen und Vorträge zum Thema.

Gisela Flake

Pharmazeutisch-technische Assistentin, Kinderkrankenschwester, Hebamme, Hygienefachschwester, Dipl.-Unterrichtsschwester, Pflegedienstleitung i. R., 4 Jahre im Vorstand des Bundesselbsthilfeverbandes für Osteoporose e. V., Patientenvertreterin in der Fachgruppe Pflege der BQS, Patientenvertreterin im Zulassungsausschuss Ärzte und Psychologen KV Verden.

Christa Gottwald

Lehrerin für Pflegeberufe, Dipl.-Pflegewirtin (FH), Gesundheits- und Krankenpflegerin, Pflegedienstleitung am Klinikum Neuperlach/München. Mitglied im Arbeitskreis hausübergreifendes Audit zum Expertenstandard Dekubitusprophylaxe, Einführung einer Risikoskala im KIS, Durchführung von hausinternen Schulungen zur Implementierung des Standards. Mitglied der ehemaligen Expertenarbeitsgruppe.

Armin Hauss

MScN, Gesundheits- und Krankenpfleger, Mitarbeiter im Qualitätsmanagement der Charité Universitätsmedizin Berlin, Durchführung regelmäßiger Audits zur Dekubitusprophylaxe, Monitoring der Umsetzung des Expertenstandards in allen Bereichen der Charité.

Karla Kämmer

Geschäftsführerin Beratungsgesellschaft, Gesundheits- und Krankenpflegerin, Altenpflegerin, Diplom-Sozialwissenschaftlerin, Diplom-Organisationsberaterin, zahlreiche Schulungen und Vorträge zum Expertenstandard. Maßgebliche Beteiligung an einem Modellprojekt in Niedersachsen zur Implementierung des Expertenstandards in 18 Einrichtungen. Schwerpunkt der Expertise liegt in der Umsetzung der Expertenstandards in der Praxis. Mitglied der ehemaligen Expertenarbeitsgruppe.

Jan Kottner

Dr. rer. cur., Gesundheits- und Krankenpfleger, wissenschaftlicher Mitarbeiter am Institut für Medizin-, Pflegepädagogik und Pflegewissenschaft, Veröffentlichungen und Vorträge zum Thema.

Eva-Maria Panfil

Prof. Dr., M.A., Gesundheits- und Krankenpflegerin, Leiterin des Instituts für Angewandte Pflegewissenschaft der FHS St. Gallen, Hochschule für Angewandte Wissenschaften (Schweiz). Zahlreiche Veröffentlichungen und Vorträge zum Thema. Wissenschaftliche Leitung der Experten-Arbeitsgruppe „Pflege von Menschen mit chronischen Wunden". Moderatorin und Mitglied der ehemaligen Expertenarbeitsgruppe.

Gerhard Schröder

Lehrer für Pflegeberufe, Gesundheits- und Krankenpfleger, Geschäftsführer Schröder Kommunikation Beratungsgesellschaft, Zahlreiche Fortbildungen, Vorträge und Veröffentlichungen zum Thema. Mitglied der ehemaligen Expertenarbeitsgruppe.

Thomas Skiba

Gesundheits- und Krankenpfleger, Lehrer für kinästhetische Mobilisation und Rehabilitation, Mitarbeiter des Qualitätsmanagement der Charité, Experte für Lagerungs- und Therapiesysteme, Durchführung regelmäßiger Audits zur Dekubitusprophylaxe, Monitoring der Umsetzung des Expertenstandards Dekubitusprophylaxe in allen Bereichen der Charité.

Eva Steinmetz

Gesundheits- und Krankenpflegerin, Heimleitung Königsberger Diakonie Wetzlar. 2005 Implementierung des Expertenstandards in der eigenen Einrichtung. Seitdem Durchführung regelmäßiger Audits. Mitglied der ehemaligen Expertenarbeitsgruppe.

Antje Tannen

Dr. rer. cur., MPH, Gesundheits- und Krankenpflegerin, wissenschaftliche Mitarbeiterin am Institut für Medizin-, Pflegepädagogik und Pflegewissenschaft, Veröffentlichungen und Vorträge zum Thema.

Doris Wilborn

Dipl.-Pflegepädagogin, Gesundheits- und Krankenpflegerin, Wissenschaftliche Mitarbeiterin am Institut für Medizin-/Pflegepädagogik und Pflegewissenschaft der Charité Universitätsmedizin. Zahlreiche Veröffentlichungen und Vorträge zum Thema.

2.2   Präambel zum Expertenstandard

Die Vermeidung von Dekubitus[2] stellt nach wie vor eine Herausforderung für die Pflegefachkräfte dar. Dekubitus gehen für die Betroffenen mit schwerwiegenden Einschränkungen der Gesundheit und der Lebensqualität einher, weshalb ihrer Entstehung entschieden vorgebeugt werden muss. In der Literaturstudie zum Expertenstandard werden Dekubitus in Anlehnung an die internationale Definition der NPUAP/EPUAP[3] (2009) wie folgt definiert: „Ein Dekubitus ist eine lokal begrenzte Schädigung der Haut und/oder des darunter liegenden Gewebes, in der Regel über knöchernen Vorsprüngen infolge von Druck oder von Druck in Kombination mit Scherkräften. Es gibt eine Reihe weiterer Faktoren, welche tatsächlich oder mutmaßlich mit Dekubitus assoziiert sind; deren Bedeutung ist aber noch zu klären".

Menschen mit einem Risiko für eine Dekubitusentstehung sind in allen Einrichtungen des Gesundheitswesens zu finden. Der Expertenstandard richtet sich an Pflegefachkräfte[4] in Einrichtungen der ambulanten Pflege, der stationären Altenhilfe und der stationären Gesundheitsversorgung. Für druckgefährdete Personen wurde das Begriffspaar „Patient/Bewohner[5]" gewählt, um Zielgruppen in unterschiedlichen Settings gerecht zu werden. Die Zielgruppe des Standards sind Menschen jeder Altersgruppe, die durch gesundheitliche Einschränkungen, Pflegebedürftigkeit und/oder Einschränkungen in ihrer Aktivität und Mobilität ein erhöhtes Risiko für Dekubitus aufweisen. Der Standard bezieht die Angehörigen ausdrücklich mit ein, denn sie übernehmen insbesondere in der häuslichen Versorgung einen wichtigen Part im Rahmen einer wirksamen Dekubitusprophylaxe.

Der Expertenstandard basiert auf einer umfassenden Literaturanalyse nationaler und internationaler Fachliteratur sowie der Expertise der Mitglieder der Expertenarbeitsgruppe. Auf der Grundlage der aktualisierten Literaturstudie stehen sämtliche Interventionen, die zu einer Druckverteilung führen, im Vordergrund der pflegerischen Dekubitusprophylaxe. Wie in der Vorgängerversion wird der Bewegungsförderung auch in dem aktualisierten Expertenstandard ein zentraler Stellenwert beigemessen.

Übergreifende Zielsetzung des Expertenstandards (siehe auch Ergebniskriterium 6) ist die Verhinderung eines Dekubitus, da der Entstehung eines Dekubitus in der Regel entgegengewirkt werden kann. Dennoch ist zu konstatieren, dass dieses Ziel nicht bei allen Patienten/ Bewohnern erreichbar ist. Einschränkungen bestehen für Personen, bei denen die gesundheitliche Situation gegen eine konsequente Anwendung der erforderlichen prophylaktischen

---

[2] Der Plural von Dekubitus ist ebenfalls Dekubitūs, gesprochen mit einem langem ū am Ende.

[3] National Pressure Ulcer Advisory Panel und European Pressure Ulcer Advisory Panel

[4] Im Standard werden unter dem Begriff „Pflegefachkraft" die Mitglieder der verschiedenen Pflegeberufe (Altenpflegerinnen, Gesundheits- und Krankenpflegerinnen, Gesundheits- und Kinderkrankenpflegerinnen) angesprochen. Darüber hinaus werden auch diejenigen Fachkräfte im Pflegedienst angesprochen, die über eine Hochschulqualifikation in einem pflegebezogenen Studiengang verfügen.

[5] Zur sprachlichen Vereinfachung und damit zur verbesserten Lesbarkeit wird im Text lediglich die männliche Geschlechtsform verwendet, wenn beide Geschlechter gemeint sind.

Maßnahmen spricht (z. B. bei lebensbedrohlichen Zuständen), eine andere Prioritätensetzung erfordert (z. B. Menschen in der Terminalphase ihres Lebens) oder eine Wirkung der prophylaktischen Maßnahmen verhindert oder einschränkt (z. B. gravierende Störungen der Durchblutung unter Einnahme zentralisierender Medikamente).

Der vorliegende Expertenstandard beschreibt den originären Beitrag der Pflege zur Dekubitusprophylaxe. Die Versorgung der Patienten/Bewohner findet jedoch in der Regel berufsgruppen- und häufig auch sektorenübergreifend unter Beteiligung von Angehörigen und Hilfskräften statt. Maßnahmen zur Vermeidung eines Dekubitus sollten daher in enger Zusammenarbeit mit allen beteiligten Akteuren einschließlich des Patienten/Bewohners selbst erfolgen. Die Delegation von Aufgaben der Pflegefachkraft an Pflegehilfskräfte erfolgt im Rahmen ihrer Verantwortlichkeit. Der Einsatz von Technik und Hilfsmitteln bietet eine sinnvolle Unterstützung, ersetzt aber nicht die notwendige Förderung, Anleitung und Unterstützung bei der körpereigenen Bewegung des Patienten/Bewohners.

Zur Implementierung des Standards bedarf es der gemeinsamen Anstrengung der Betriebsleitung, des Pflegemanagements, der beteiligten Pflegefachkräfte und gegebenenfalls weiterer Gesundheitsberufe. Betriebsleitung und Pflegemanagement tragen Verantwortung für die Bereitstellung von Wissen sowie geeigneten Hilfsmitteln und Materialien. Pflegefachkräfte tragen Verantwortung für den Erwerb von Wissen und die Umsetzung des Standards im klinischen Alltag.

2.3 Expertenstandard Dekubitusprophylaxe in der Pflege – 1. Aktualisierung 2010

Stand: Oktober 2010

Zielsetzung: Jeder dekubitusgefährdete Patient/Bewohner erhält eine Prophylaxe, die die Entstehung eines Dekubitus verhindert.

Begründung: Ein Dekubitus gehört zu den gravierenden Gesundheitsproblemen pflegebedürftiger Patienten/Bewohner. Das vorhandene Wissen zeigt, dass das Auftreten eines Dekubitus weitgehend verhindert werden kann. Ausnahmen sind in pflegerisch oder medizinisch notwendigen Prioritätensetzungen oder im Gesundheitszustand der Patienten/Bewohner begründet. Von herausragender Bedeutung für eine erfolgreiche Prophylaxe ist, dass das Pflegefachpersonal die systematische Risikoeinschätzung, Schulung von Patienten/Bewohnern, Bewegungsförderung, Druckentlastung und -verteilung sowie die Kontinuität und Evaluation prophylaktischer Maßnahmen gewährleistet.

Struktur	Prozess	Ergebnis
Die Pflegefachkraft **S1** - verfügt über aktuelles Wissen zur Dekubitusentstehung sowie über die Kompetenz, das Dekubitusrisiko einzuschätzen.	**Die Pflegefachkraft** **P1** - beurteilt mittels eines systematischen Vorgehens das Dekubitusrisiko aller Patienten/Bewohner, bei denen eine Gefährdung nicht ausgeschlossen werden kann. Dies geschieht unmittelbar zu Beginn des pflegerischen Auftrags und danach in individuell festzulegenden Abständen sowie unverzüglich bei Veränderungen der Mobilität, der Aktivität oder bei Einwirkung von externen Faktoren (z. B. Sonden, Katheter), die zur erhöhten und/oder verlängerten Einwirkung von Druck und/oder Scherkräften führen.	**E1** Eine aktuelle, systematische Einschätzung der Dekubitusgefährdung liegt vor.
S2 - beherrscht haut- und gewebeschonende Bewegungs-, Lagerungs- und Transfertechniken.	**P2** - gewährleistet auf der Basis eines individuellen Bewegungsplanes sofortige Druckentlastung durch die regelmäßige Bewegung des Patienten/Bewohners, Mikrobewegung, scherkräftearmen Transfer, und fördert soweit wie möglich die Eigenbewegung des Patienten/Bewohners.	**E2** Ein individueller Bewegungsplan liegt vor.
S3a - verfügt über die Kompetenz, die Notwendigkeit und die Eignung druckverteilender Hilfsmittel zu beurteilen. **S3b** Dem Risiko des Patienten/Bewohners entsprechende druckverteilende Hilfsmittel (z. B. Weichlagerungskissen und -matratzen, Spezialbetten) sind unverzüglich zugänglich.	**P3** - wendet zusätzlich zu druckentlastenden Maßnahmen die geeigneten druckverteilenden Hilfsmittel an, wenn der Zustand des Patienten/Bewohners eine ausreichende Bewegungsförderung nicht zulässt.	**E3** Der Patient/Bewohner befindet sich unverzüglich auf einer für ihn geeigneten druckverteilenden Unterlage.
Die Pflegefachkraft **S4** - verfügt über Fähigkeiten sowie über Informations- und Schulungsmaterial zur Anleitung und Beratung des Patienten/Bewohners und seiner Angehörigen zur Förderung der Bewegung des Patienten/Bewohners, zur Hautbeobachtung zu druckentlastenden Maßnahmen und zum Umgang mit druckverteilenden Hilfsmitteln.	**Die Pflegefachkraft** **P4** - erläutert die Dekubitusgefährdung und die Notwendigkeit von prophylaktischen Maßnahmen und deren Evaluation und plant diese individuell mit dem Patienten/Bewohner und seinen Angehörigen.	**E4** Der Patient/Bewohner und seine Angehörigen kennen die Ursachen der Dekubitusgefährdung sowie die geplanten Maßnahmen und wirken auf der Basis ihrer Möglichkeiten an deren Umsetzung mit.
Die Einrichtung **S5** - stellt sicher, dass alle an der Versorgung des Patienten/Bewohners Beteiligten den Zusammenhang von Kontinuität der Intervention und Erfolg der Dekubitusprophylaxe kennen und gewährleistet die Informationsweitergabe über die Dekubitusgefährdung an externe Beteiligte.	**P5** - informiert die an der Versorgung des dekubitusgefährdeten Patienten/Bewohners Beteiligten über die Notwendigkeit der kontinuierlichen Fortführung der Intervention (z. B. Personal in Arztpraxen, OP-, Dialyse- und Röntgenabteilungen oder Transportdiensten).	**E5** Die Dekubitusgefährdung und die notwendigen Maßnahmen sind allen an der Versorgung des Patienten/Bewohners Beteiligten bekannt.
Die Pflegefachkraft **S6** verfügt über die Kompetenz, die Effektivität der prophylaktischen Maßnahmen zu beurteilen.	**P6** - begutachtet den Hautzustand des gefährdeten Patienten/Bewohners in individuell zu bestimmenden Zeitabständen.	**E6** Der Patient/Bewohner hat keinen Dekubitus.

2.4 Kommentierungen der Standardkriterien

S1 Die Pflegefachkraft verfügt über aktuelles Wissen zur Dekubitusentstehung sowie über die Kompetenz, das Dekubitusrisiko einzuschätzen.

Die Einschätzung des Dekubitusrisikos und die Auswahl prophylaktischer Maßnahmen müssen auf dem aktuellen Stand der wissenschaftlichen Erkenntnisse beruhen; dies entspricht auch den gesetzlichen Anforderungen an die Qualität der Versorgung und das Handeln von Pflegefachkräften. Die Ätiologie und Prophylaxe von Dekubitus sind beständig Thema der Pflegeforschung und der Forschung benachbarter Disziplinen. Aufgrund des sich kontinuierlich erweiternden Erkenntnisstandes ist einmalig erworbenes Wissen, z. B. in der Ausbildung, für eine effektive Dekubitusprophylaxe im Laufe der weiteren Berufsausübung einer Pflegefachkraft nicht ausreichend.

Nach aktueller Definition ist ein Dekubitus eine Schädigung der Haut und/oder des darunter liegenden Gewebes – üblicherweise über Knochenvorsprüngen –, verursacht durch zu lange und/oder zu starke Einwirkung von Druck und/oder Scherkräften (NPUAP & EPUAP 2009. Einschränkungen der Aktivität und der Mobilität (s. Tab. 1) spielen eine zentrale Rolle bei der Entstehung von Dekubitus, da sie mit einer erhöhten und/oder verlängerten Einwirkung von Druck- und/oder Scherkräften einhergehen. Sowohl aus klinischer Beobachtung als auch aus epidemiologischen Studien (s. Kap. 3.2.2) ist bekannt, dass diese beiden Faktoren maßgebliche Dekubitusrisikofaktoren darstellen. Ob eine Person, die vermehrten mechanischen Belastungen ausgesetzt ist, einen Dekubitus entwickelt, hängt zum einen von Art, Dauer und Stärke der einwirkenden Kräfte, zum anderen vom Vorliegen weiterer Risikofaktoren ab. Diese zusätzlichen Risikofaktoren können biologischer Natur (z. B. Körperkonstitution, bestimmte Erkrankungen und Gesundheitsprobleme), verhaltensbedingt (Nikotinabusus) oder iatrogen bedingt (z. B. bestimmte Medikamente wie Katecholamine) sein. Welche Bedeutung sie für das Dekubitusrisiko und die Dekubitusentstehung haben, ist nach vorliegenden wissenschaftlichen Erkenntnissen nicht eindeutig geklärt. Studienergebnisse zu Dekubitusrisikofaktoren variieren in Abhängigkeit von der untersuchten Patientengruppe, berücksichtigten Personenmerkmalen und der methodischen Güte zugrunde liegender Studien (s. Kap. 3.2.2, 3.2.3, 3.2.4). Belegt ist ein starker Zusammenhang zwischen hoher Pflegebedürftigkeit bzw. reduziertem Allgemeinzustand und dem Dekubitusrisiko: Je stärker eine Person auf pflegerische Unterstützung angewiesen ist bzw. je stärker ihre Gesundheit beeinträchtigt ist, desto höher ist ihr Dekubitusrisiko (s. Kap. 3.3.1.2). Zudem hat sich gezeigt, dass Dekubitus Grad 1[6] ein Signal für das Risiko der Entstehung von Dekubitus höherer Grade darstellen (s. Kap. 3.3.1.2). Die Beurteilung des Hautzustandes muss daher Bestandteil der Risikoeinschätzung sein.

Jede Pflegefachkraft muss in der Lage sein, das Dekubitusrisiko der von ihr betreuten Bewohner oder Patienten systematisch, rechtzeitig und sicher einzuschätzen. Hierfür müssen

---

[6] Der Begriff Grad wird in der aktuellen Leitlinie der NPUAP/EPUAP kritisch diskutiert. S. hierzu auch S. 12 (1. Kapitel).

Pflegefachkräfte über aktuell gültiges Wissen zur Dekubitusentstehung (Pathogenese und Ätiologie) verfügen, das heißt über Wissen zu Aufbau und Funktion der Haut, Ursachen und Risikofaktoren für die Entstehung von Dekubitus, Anzeichen eines bestehenden Dekubitusrisikos, gefährdete Körperstellen und besonders gefährdete Populationen. Weiterhin müssen Pflegefachkräfte in der Lage sein, dieses Wissen adäquat in individuellen Pflegesituationen anzuwenden. Das heißt, sie müssen in der Lage sein, die Notwendigkeit einer Risikoeinschätzung rechtzeitig zu erkennen, die Risikoeinschätzung (inklusive Hautinspektion) sicher und genau vorzunehmen und das Ergebnis zu dokumentieren. Für die Durchführung der Risikoeinschätzung müssen Pflegefachkräfte beurteilen können, inwieweit verfügbare Assessmentinstrumente, z. B. Dekubitusrisikoskalen, inhaltlich der von ihnen betreuten Patienten- oder Bewohnergruppe genügen. Ebenso müssen sie in der Anwendung des betreffenden Instrumentes geübt und in der Lage sein, die instrumentell ermittelten Ergebnisse mit den Ergebnissen ihrer klinischen Einschätzung des Dekubitusrisikos zu vergleichen und vor diesem Hintergrund zu bewerten.

Ursachen für erhöhte und/oder verlängerte Einwirkung von Druck und/oder Scherkräften

Einschränkungen der Aktivität

Definition: Ausmaß, in dem sich ein Patient oder Bewohner von einem Ort zu einem anderen bewegt.

Einschränkungen (Auswahl):

- Abhängigkeit von Gehhilfsmitteln oder personeller Unterstützung beim Gehen
- Abhängigkeit beim Transfer
- Abhängigkeit vom Rollstuhl bei der Fortbewegung im Raum
- Bettlägerigkeit

Einschränkungen der Mobilität

Definition: Ausmaß, in dem ein Patient oder Bewohner seine Körperposition wechselt.

Einschränkungen (Auswahl):

- Abhängigkeit von personeller Unterstützung bei Lagewechseln im Bett
- kaum oder keine Kontrolle über Körperposition im Sitzen oder Liegen
- Unfähigkeit zu selbstständigen kleinen Positionsveränderungen (Mikrobewegungen) im Liegen oder Sitzen

Extrinsisch bzw. iatrogen bedingte Exposition gegenüber Druck und/oder Scherkräften durch (Auswahl):

- auf die Körperoberfläche eindrückende Katheter, Sonden oder im Bett/auf dem Stuhl befindliche Gegenstände (z. B. Fernbedienung) bzw. Hilfsmittel (z. B. Hörgerät)
- nasale Tuben
- zu fest oder schlecht sitzende Schienen oder Verbände, Bein- oder Armprothesen
- unzureichend druckverteilende Hilfsmittel für die Lagerung
- länger dauernde Operationen

Tabelle 1: Ursachen für erhöhte und/oder verlängerte Einwirkung von Druck und/oder Scherkräften

P1 Die Pflegefachkraft beurteilt mittels eines systematischen Vorgehens das Dekubitusrisiko aller Patienten/Bewohner, bei denen eine Gefährdung nicht ausgeschlossen werden kann. Dies geschieht unmittelbar zu Beginn des pflegerischen Auftrags und danach in individuell festzulegenden Abständen sowie unverzüglich bei Veränderungen der Mobilität, der Aktivität oder bei Einwirkung von externen Faktoren (z. B. Sonden, Katheter), die zur erhöhten und/oder verlängerten Einwirkung von Druck und/oder Scherkräften führen.

Allgemeines zur Risikoeinschätzung

Systematisches Vorgehen bedeutet, dass regelmäßig eine differenzierte Risikoeinschätzung durchgeführt wird bei Bewohnern oder Patienten, bei denen ein Dekubitusrisiko nicht ausgeschlossen werden kann. Das heißt zu Beginn jedes pflegerischen Auftrages ist zu prüfen, ob ein Dekubitusrisiko bei dem Patienten oder Bewohner ausgeschlossen werden kann oder nicht. Sowohl diese initiale Überprüfung eines Risikoausschlusses, als auch die gegebenenfalls erforderliche differenzierte Risikoeinschätzung erfolgen mittels klinischer Einschätzung durch die Pflegefachkraft.

Klinische Einschätzung bedeutet, dass die Pflegefachkraft prüft, inwieweit Dekubitusrisikofaktoren vorliegen und das Risiko anhand der identifizierten Risikofaktoren und unter Berücksichtigung des gesamten Gesundheitszustandes bewertet. Die klinische Einschätzung erfordert also, dass sich die Pflegefachkraft auf Basis ihres Fachwissens (s. Kommentierung zu S1) ein umfassendes Bild von den gesundheitlichen Einschränkungen und Ressourcen des Patienten/ Bewohners im Hinblick auf das Dekubitusrisiko macht. Diese Einschätzung erfolgt auf der Grundlage der pflegerischen Beobachtung bzw. Informationssammlung. Die initiale Überprüfung zum Risikoausschluss und die differenzierte Risikoeinschätzung unterscheiden sich dabei in Art und Umfang der pflegerischen Beobachtung und sonstigen Informationssammlung.

Aufgrund der zentralen Bedeutung von Druck- und Scherkräften bei der Entstehung von Dekubitus sind Faktoren, die eine verlängerte und/oder erhöhte Einwirkung von Druck- und Scherkräften verursachen, sowohl bei der initialen Überprüfung zum Risikoausschluss als auch bei der differenzierten Risikoeinschätzung zu berücksichtigen. Hierzu gehören insbesondere Einschränkungen in der Aktivität und Mobilität sowie äußere bzw. medizinisch-pflegerisch bedingte Einflüsse. Tabelle 1 gibt einen Überblick über die Definition der Faktoren und beispielhafte Beobachtungskriterien. Die Differenzierung zwischen Aktivität und Mobilität wurde in Anlehnung an internationale Empfehlungen (NPUAP & EPUAP 2009) basierend auf den gleichnamigen Items der Braden-Skala vorgenommen. Einschränkungen der Aktivität und Mobilität beziehen sich auf die Bewegungsfähigkeit einer Person. Für die Erfassung von Einschränkungen der Bewegungsfähigkeit kann auch auf entsprechende Pflegediagnosen (z. B. in der Klassifikation der North American Nursing Diagnosis Association, NANDA) oder interdisziplinäre diagnostische Kategorien von Fähigkeitsstörungen (z. B. in der Internationalen Klassifikation der Funktionsfähigkeit, Behinderung und Gesundheit, ICF) zurückgegriffen werden. Auch enthalten Instrumente, die allgemeine pflegerelevante Beeinträchtigungen erfassen, wie z. B. die Pflegeabhängigkeitsskala oder das Neue Begutachtungsinstrument zur Feststellung der Pflegebedürftigkeit, bereits Beobachtungskriterien für die Beurteilung von Einschränkungen der Bewegungsfähigkeit. Nach den vorliegenden pflegewissenschaftlichen Erkenntnissen kann kein bestimmtes Instrument für die Erfassung von Bewegungseinschränkungen empfohlen werden (s.u.: Exkurs Assessmentinstrumente). Die in Tabelle 1 vorgestellte Differenzierung versteht sich daher als ein orientierender Überblick und soll Anhaltspunkte für die einrichtungsinterne Gestaltung der Risikoeinschätzung geben. Werden die dort genannten Kriterien oder alternative Beobachtungskriterien für die Risikoeinschätzung genutzt, ob im Sinne eines initialen Screeningverfahrens oder als Hilfe für die differenzierte Risikoeinschätzung, ist zu beachten, dass eine schematische Prüfung dieser Kriterien nicht einer klinischen Einschätzung entspricht, sondern allenfalls Teil einer solchen sein kann.

Initialer Ausschluss eines Dekubitusrisikos

Bei der initialen Beurteilung überprüft die Pflegefachkraft durch Beobachtung bzw. auf der Grundlage anamnestischer Angaben, ob es Hinweise auf eine erhöhte und/oder verlängerte Einwirkung von Druck- und/oder Scherkräften gibt und ein Risiko somit nicht ausgeschlossen werden kann. Sofern bereits ein Dekubitus vorliegt (z. B. erkenntlich aus den Aufnahmeunterlagen bzw. der Anamnese), sind die betreffenden Patienten oder Bewohner ebenfalls als dekubitusgefährdet einzustufen.

Differenzierte Risikoeinschätzung

Kann ein Dekubitusrisiko nicht ausgeschlossen werden, muss eine differenzierte Risikoeinschätzung mittels klinischer Einschätzung folgen. Das heißt, die Pflegefachkraft erhebt durch Beobachtung vorliegende Risikofaktoren, wobei auch subjektive Angaben des Patienten (z. B. Schmerzen, selbst wahrgenommene Druckeinwirkung) zu beachten sind. Zusätzlich ist eine Hautinspektion durchzuführen. Anschließend bewertet die Pflegefachkraft das Dekubitusrisiko vor dem Hintergrund der identifizierten Risikofaktoren, des allgemeinen Gesundheits- und des Hautzustandes des Patienten oder Bewohners. Werden Assessmentinstrumente als diagnostisches Hilfsmittel genutzt, sind deren Ergebnisse bei der klinischen Einschätzung im Lichte des gesamten Gesundheitszustandes sowie zusammen mit den Ergebnissen der Hautinspektion zu beurteilen. Die Erhebung redundanter Informationen ist zu vermeiden.

Im Ergebnis der differenzierten Beurteilung des Dekubitusrisikos ist zu entscheiden, ob ein Patient oder Bewohner dekubitusgefährdet ist oder nicht. Aus den verfügbaren wissenschaftlichen Erkenntnissen lässt sich keine valide und reliabel zu bestimmende Unterteilung in verschiedene Risikostufen ableiten (s. Kap. 3.3.1.2, 3.3.1.3). Das Ausmaß der Gefährdung ergibt sich vor allem aus der Art der vorliegenden Risikofaktoren, welche auch bei der Auswahl der prophylaktischen Maßnahmen zu berücksichtigen sind.

Exkurs Assessmentinstrumente

Ein spezifisches Assessmentinstrument für die Erfassung von Dekubitusrisikofaktoren oder des Dekubitusrisikos wird nicht empfohlen, da sich in den vorliegenden wissenschaftlichen

Erkenntnissen keine Belege finden, die die Anwendung eines solchen Instrumentes für die Dekubitusrisikoeinschätzung unterstützen. In den verfügbaren Studien wurde vorrangig die diagnostische Genauigkeit von Risikoskalen untersucht. Die Aussagekraft dieser Studien ist durchgängig aufgrund des Fehlens eines gültigen Goldstandards für die Validierung von Dekubitusrisikoskalen limitiert. Weiterhin gibt es Hinweise auf eine beträchtliche Fehleranfälligkeit ermittelter Skalenwerte, und es fehlen methodisch robuste Studien, in denen die Effekte der instrumentengestützten Risikoeinschätzung auf die Dekubitusinzidenz im Vergleich zur klinischen Einschätzung ohne Nutzung eines Instrumentes evaluiert wurden (s. Kap. 3.3.1.2–3.3.1.4).

Auf der Basis der vorliegenden wissenschaftlichen Erkenntnisse kann keine Rangfolge der über 30 in der Literatur beschriebenen Risikoskalen erstellt werden (s. Kap. 3.3.1.7). Ebenso kann kein zu favorisierender Schwellenwert pro Skala benannt werden, da der optimale Schwellenwert in Abhängigkeit vom Dekubitusrisiko der Zielpopulation variiert. Zudem fehlt es an wissenschaftlichen Belegen für die klinische Effektivität der Koppelung prophylaktischer Interventionen an einen bestimmten Skalenwert.

Wird ein Assessmentinstrument zur Unterstützung der Dekubitusrisikoeinschätzung genutzt, ist darauf zu achten, dass die erfassten Risikofaktoren die in der jeweiligen Patienten- oder Bewohnerpopulation vorherrschenden, risikobegründenden Einschränkungen abbilden.

Hautinspektion als Teil der Risikoeinschätzung
Die Hautinspektion durch die Pflegefachkraft zielt darauf, bestehende Läsionen zu erkennen und zu beurteilen. Patienten/Bewohner, die einen Dekubitus aufweisen, sind als dekubitusgefährdet einzustufen. Darin inbegriffen ist das Vorliegen eines Dekubitus Grad 1, da dieser das Risiko des Auftretens eines Dekubitus höherer Grade und damit die Notwendigkeit der unverzüglichen Druckentlastung und Druckverteilung signalisiert. Hinweise auf die erforderlichen Kompetenzen und zum Vorgehen bei der Beurteilung von Dekubitus finden sich in der Kommentierung zu den Standardaussagen S6 und P6.

Inwieweit andere Hautveränderungen oder Läsionen, z. B. sehr trockene Haut oder atopische Hauterkrankungen, das Dekubitusrisiko erhöhen, ist in den vorliegenden Studien nicht untersucht. Schwierig ist die diagnostische Abgrenzung lokaler oberflächlicher Hautschäden, z. B. infolge von Inkontinenz, gegenüber Dekubitus der Grade 1 und 2 (s. Kommentierung zu P6). Zudem ist häufig ein Ko-Auftreten von Inkontinenz und Dekubitusrisiko bzw. Dekubitus zu beobachten. Wenngleich die kausale Rolle von Inkontinenz und anderen Hautschäden bzw. schädigenden Hautexpositionen bei der Entstehung von Dekubitus unklar ist (s. Kap. 3.3.1.6), muss bei der Identifizierung von Hautschäden oder schädigenden Einflüssen, insbesondere an den dekubitusgefährdeten Körperstellen, von einer erhöhten Vulnerabilität der Haut ausgegangen werden. Eine differenzierte diagnostische Beurteilung des Dekubitusrisikos sowie vorhandener Läsionen ist daher einzuleiten (s. Kommentierung zu P6).

Einschätzungsintervalle

Zu den Zeitpunkten und zur Häufigkeit der Dekubitusrisikoeinschätzung finden sich keine konsistenten wissenschaftlichen Belege, weshalb sich nachfolgende Aussagen vorrangig auf das Wissen und die Erfahrungen der Expertenarbeitsgruppe stützen. Leitend war dabei die in Laboruntersuchungen und epidemiologisch belegte Beobachtung, dass bereits die kurzzeitige Einwirkung erhöhter mechanischer Belastungen (weniger als zwei Stunden) zur Entwicklung eines Dekubitus führen kann (s. Kap. 3.1.1).

Die initiale Beurteilung des Dekubitusrisikos erfolgt unmittelbar zu Beginn des pflegerischen Auftrags. Kann hierbei ein Dekubitusrisiko nicht ausgeschlossen werden, ist die differenzierte Folgebeurteilung unverzüglich anzuschließen. Kann ein Dekubitusrisiko ausgeschlossen werden, ist die initiale klinische Einschätzung des Dekubitusrisikos zu wiederholen, sobald die betreffende Person aufgrund von Veränderungen der Mobilität, der Aktivität oder aus anderen Gründen (z. B. Einsatz von Gipsverband, Sonde oder Tubus) vermehrt Druck- und/oder Scherkräften ausgesetzt ist. Dasselbe gilt für Personen, bei denen sich im Rahmen der differenzierten Beurteilung des Dekubitusrisikos eine Gefährdung zunächst nicht bestätigte.

Wurde bei der differenzierten Einschätzung ein Dekubitusrisiko festgestellt, ist diese Einschätzung in individuell festzulegenden Intervallen zu wiederholen. Richtschnur für die Festlegung der Einschätzungsintervalle sind das Ausmaß der Gefährdung sowie der zu erwartende Verlauf vorliegender Risikofaktoren. Die Risikoeinschätzung ist außerdem unverzüglich zu wiederholen, wenn sich akute Veränderungen in der Exposition gegenüber Druck- und Scherkräften ergeben, beispielsweise durch erhöhte Beeinträchtigungen der Aktivität und/oder Mobilität.

Zu beachten ist, dass Veränderungen in der Aktivität, Mobilität oder in anderen Faktoren, die eine vermehrte Einwirkung von Druck und/oder Scherkräften verursachen, nur kurze Zeit bestehen, beispielsweise im Zuge eines chirurgischen Eingriffes, oder auch variieren können. Unabhängig von der Dauer des Bestehens sind sie ein Signal für die Wiederholung der Risikoeinschätzung und müssen bei der klinischen Bewertung des Dekubitusrisikos und der Entscheidung über prophylaktische Maßnahmen berücksichtigt werden.

E1 Eine aktuelle, systematische Einschätzung der Dekubitusgefährdung liegt vor.

Im Ergebnis der Risikoeinschätzung liegt ein Ausschluss oder eine aktuelle und systematisch erhobene Bewertung des individuellen Dekubitusrisikos vor. Das heißt, es ist für alle am Versorgungsprozess beteiligten Berufsgruppen einsehbar dokumentiert, ob ein Dekubitusrisiko besteht oder nicht. Liegt ein Risiko vor, ist dokumentiert welche Risikofaktoren festgestellt wurden bzw. worauf sich das festgestellte Risiko begründet.

S2 Die Pflegefachkraft beherrscht haut- und gewebeschonende Bewegungs-, Lagerungs- und Transfertechniken.

Ein Dekubitus entsteht durch erhöhte und/oder längere Einwirkung von Druck und/oder Scherkräften, wobei die Dauer der Druckeinwirkung ein entscheidender Faktor ist. Daher ist das primäre Ziel in der Dekubitusprophylaxe immer die Druckentlastung. Druckentlastung bedeutet die Entlastung der betreffenden Körperstellen von äußerlich einwirkendem Druck und Scherkräften. Dies ist durch regelmäßige körperliche Bewegung und/oder durch Freilagerung gefährdeter Körperstellen zu erreichen.

Grundlage einer wirksamen und zugleich auch für den Patienten/Bewohner angenehmen Bewegungsförderung sind umfassende Kenntnisse über die

- Analyse von Bewegungseinschränkungen und -ressourcen,
- Möglichkeiten der Bewegungsförderung,
- Evaluation der Bewegungsförderung.

Bewegungsförderung ist ein Konzept, das an den biographisch verankerten Ressourcen des Patienten/Bewohners ansetzt und nach Gestaltungsmöglichkeiten sucht, um Makro- und Mikrobewegungen zu fördern. Das Konzept der Bewegungsförderung geht davon aus, dass Bewegung für Menschen einen hohen Stellenwert hat. Der Mensch bewegt sich, wenn er ein Motiv zur Bewegung hat. Die Motivation zur Bewegung kann innerlich oder äußerlich sein und kann durch bestimmte stimulierende Anreize (Mobilitätsanreize) gefördert werden. So ist aus klinischer Beobachtung bekannt, dass beispielsweise Musik die Eigenbewegung fördert und auch die direkte Umgebung im Rahmen der Förderung der Beweglichkeit eine Rolle spielt: Bei Patienten/Bewohnern, die noch eine Eigenmobilität im Bett haben, sollte diese gefördert werden, indem z. B. Getränke selbständig gegriffen werden können. Aber auch die direkte Aufforderung des Patienten/Bewohners zu Eigenbewegungen, z. B. durch Anheben der Arme und Beine, ist hierbei unterstützend. Und schließlich ist die aktivierende Pflege im Sinne von „den Patienten/Bewohner selber machen lassen" ein zentrales Element der Bewegungsförderung. Bei der Planung von bewegungsförderlichen Maßnahmen müssen grundsätzlich die Bedürfnisse des Patienten/Bewohners berücksichtigt werden, damit diese auch entsprechend ihrer Möglichkeiten an der Umsetzung mitwirken.

Beim Transfer des Patienten/Bewohners sind Techniken einzusetzen, die Haut- und Gewebeschädigungen, z. B. durch Scherkräfte, zu verhindern helfen. Diese Techniken muss die Pflegefachkraft nicht nur kennen, sie muss diese beherrschen, d. h. sicher in allen Gebieten der Pflege einsetzen können. Hierzu reichen theoretische Schulungen nicht aus, sondern es sind ergänzende praktische Trainings erforderlich. In der Praxis weit verbreitete Maßnahmen für die Bewegungsförderung bei Patienten/Bewohnern mit Mobilitätseinschränkungen sind Kinästhetik und das Bobath-Konzept. Die dekubitusprophylaktische Wirksamkeit dieser Konzepte ist bisher nicht wissenschaftlich evaluiert worden. Dennoch sind sie laut mehrheitlichem Votum der Expertenarbeitsgruppe konzeptionelle Beispiele dafür, wie haut- und gewebeschonende Bewegungsförderung erfolgen kann. Zu den Aufgaben der Pflegefachkräfte gehört, Pflegehilfskräfte zu schulen und zu trainieren, so dass diese die Zielsetzungen mit verfolgen können.

P2 Die Pflegefachkraft gewährleistet auf der Basis eines individuellen Bewegungsplanes sofortige Druckentlastung durch die regelmäßige Bewegung des Patienten/Bewohners, Mikrobewegung, scherkräftearmen Transfer, und fördert soweit wie möglich die Eigenbewegung des Patienten/Bewohners.

Bei Feststellung einer Dekubitusgefährdung ist eine sofortige Druckentlastung mittels Bewegungsförderung durchzuführen. Makrobewegungen sind „große" Bewegungen, die zu einer Druckentlastung, z. B. durch Freilagerung der vorher belasteten Region, führen. Mikrobewegungen bewirken eine deutlich geringere Druckentlastung, indem kleinste Positionsveränderungen vorgenommen oder veranlasst werden, z. B. durch ein gefaltetes Handtuch, das unter eine Gesäßhälfte beim Sitzen gelegt wird oder die Aufforderung des Patienten/Bewohners, sein Gewicht im Sitzen auf die rechte oder linke Gesäßhälfte zu verlagern. Mikrobewegungen können die Entstehung eines Dekubitus nicht sicher verhindern, da der Druck eben niemals vollständig behoben ist, sondern an den gleichen Körperstellen bestehen bleibt, und sich nur die Druckstärke verändert. Sie sind deshalb unterstützend und ergänzend einzusetzen. Mikrobewegungen führt der gesunde Mensch häufiger durch als Makrobewegungen, dementsprechend sind sie auch durch die Pflegefachkraft bzw. den Patienten/Bewohner häufiger durchzuführen als Makrobewegungen. Im Rahmen der Bewegungsförderung und beim Transfer der Patienten/Bewohner muss darauf geachtet werden, dass neben der Dekubitusprophylaxe die Förderung der Eigenbewegung unterstützt wird. Hierbei müssen die unterschiedlichen Bedarfslagen der Patienten/Bewohner in Abhängigkeit vom vorhandenen Muskeltonus und den Fähigkeiten zur Eigenbewegung berücksichtigt werden. Bewährt hat sich in der Praxis z. B. die sogenannte 30°-Lagerung im Sinne einer leicht schrägen Positionierung. Allerdings ist die Studienlage zu dem Thema unzureichend. Zusätzlich ist das Anbieten von Mobilitätsanreizen Teil der Bewegungsförderung. Unter dem Aspekt der Gesundheitsförderung ist besonders darauf zu achten, dass Ernährung, Atmung, Ausscheidung und Kommunikation durch die bewegungsfördernden Maßnahmen nicht behindert, sondern gefördert werden.

Die Eigenbewegung, aber auch die Möglichkeit des Bewegt-Werdens können Einschränkungen unterliegen, die im Vorfeld abzuklären und möglichst zu beseitigen sind. So verhindern Schmerzen die Eigenbewegung des Patienten/Bewohners, machen aber auch jede Form der Fremdbewegung zu einem hohen Leid. Die Abhängigkeit der Betroffenen von Pflegenden führt mitunter zu depressiver Verstimmung mit Perspektivlosigkeit, so dass die Betroffenen die Bewegungsförderung schlecht bis gar nicht tolerieren. Immobilität und die Abhängigkeit von Pflegekräften im Bereich Bewegung ist für viele Patienten/Bewohner eine existentielle Erfahrung, der mit Einfühlungsvermögen und Verständnis seitens der Pflegefachkräfte begegnet werden muss.

Die Intervalle zwischen den Bewegungsförderungen bzw. Positionsveränderungen sind abhängig von

- dem individuellen Dekubitusrisiko des Patienten/Bewohners,
- den therapeutischen und pflegerischen Zielen,
- den individuellen Möglichkeiten und der Eigenbewegung des Patienten/ Bewohners.

Ein starres Schema zur Bewegungsförderung kann deshalb nicht empfohlen werden. Auch die Überlegung, generell nachts weniger zu mobilisieren oder zu bewegen als tagsüber, ist aus Sicht der Dekubitusentstehung nicht korrekt. Vielmehr müssen die Häufigkeiten der aktuellen Gefährdungssituation angepasst werden. Das kann bedeuten, dass unter Umständen bei erhöhter Dekubitusgefährdung in der Nacht – zum Beispiel durch eingeschränkte Mobilität oder die Gabe von Sedativa – häufigere bewegungsfördernde Maßnahmen vorgenommen werden müssen als tagsüber. Die Einschätzung der notwendigen Häufigkeit ist deshalb immer aktuell von der Pflegefachkraft vorzunehmen, die für jeden dekubitusgefährdeten Patienten/Bewohner ein bestimmtes, dem individuellen Risiko angepasstes Intervall festlegt.

Während der Positionierung oder Bewegung werden der Hautzustand kontrolliert sowie subjektive Äußerungen des Betroffenen zu Schmerzen oder Unbequemlichkeit erfasst und entsprechend den Ergebnissen dieser Beobachtungen die Abstände zwischen den bewegungsfördernden Maßnahmen verlängert oder verkürzt. Diese Evaluation muss engmaschig vorgenommen werden, da Veränderungen plötzlich eintreten können. Der zu erstellende Bewegungsplan wird deshalb laufend überprüft und bei Veränderungen des Dekubitusrisikos sofort angepasst. Wesentlich ist der Einbezug der Patienten/Bewohner zur Identifikation geeigneter Bewegungsförderung, mit denen der Patient/Bewohner seine Situation bewältigen kann und lernt, seine Ressourcen einzusetzen.

Die sitzende Position dient der Verbesserung der Aktivität des Patienten/Bewohners. Diese empfinden die sitzende Position zum Beispiel beim Essen, zur Verrichtung der Ausscheidung oder zum Waschen als erheblich erleichternd gegenüber dem Liegen im Bett. Doch im Rahmen der Dekubitusentstehung ist bei sitzender Position zu beachten, dass der entstehende Druck auf das Gesäß erheblich höher ist als im Liegen. Aus diesem Grund kommt der Feststellung eines individuellen Zeitintervalls für das Sitzen eine besonders große Bedeutung zu. Eine engmaschige Überprüfung des Hautzustandes sowie regelmäßige Bewegungsförderung durch passive und oder aktive Gewichtsverlagerungen/ Mikrobewegungen sind unerlässlich, denn ein Dekubitus kann in weniger als einer Stunde entstehen. Ebenso wie bei den Bewegungsförderungen im Bett bedürfen auch Sitzpositionen einer individuellen Orientierung am jeweiligen Patienten-/Bewohner-Bedarf und den Bedürfnissen. Von Vorteil sind Stühle mit Armlehnen zum Abstützen sowie mit einer hohen Rückenlehne. Besonders das Herunterrutschen der Patienten/Bewohner, aber auch das Hochziehen der Patienten/Bewohner im Bett oder Stuhl durch die Pflegefachkraft, sind zu vermeiden, da dadurch massive Reibungs- und Scherkräfte auf die Haut und das darunter liegende Gewebe einwirken.

E2   Ein individueller Bewegungsplan liegt vor.

Im „Bewegungsplan" oder besser „Bewegungsförderungsplan" werden alle Maßnahmen der Bewegungsförderung unter Berücksichtigung besonderer Vorlieben oder Abneigungen des Patienten/Bewohners festgehalten. Festgehalten werden auch die auf Grund des identifizierten Risikos festgelegten zeitlichen Intervalle, ohne bestimmte Positionen für feste Zeiten vorauszuplanen. Die Durchführung der dekubitusprophylaktischen Maßnahmen muss sich an den Präferenzen und Ressourcen des Patienten/Bewohners orientieren.

Der Bewegungsplan bedarf einer laufenden Evaluierung und Anpassung. Die Ziele der Bewegungsförderung müssen allen an der Pflege und Behandlung Beteiligten bekannt sein, so dass eine gemeinsame Vorgehensweise sichergestellt ist.

S3a Die Pflegefachkraft verfügt über die Kompetenz, die Notwendigkeit und die Eignung druckverteilender Hilfsmittel zu beurteilen.

Druckverteilende Hilfsmittel reduzieren die auf ein bestimmtes Areal einwirkende Belastung. Dies geschieht z. B. durch die Vergrößerung der Auflagefläche durch spezielle Auflagensysteme oder Matratzen, die über druckverteilende Mechanismen verfügen. Im Vordergrund steht auch beim Einsatz von druckverteilenden Hilfsmitteln die Bewegungsförderung des Patienten/Bewohners. Bevor ein Hilfsmittel eingesetzt wird, muss geprüft werden, ob es tatsächlich die für den Patienten/Bewohner richtige Maßnahme ist. Nicht jeder dekubitusgefährdete Patient/Bewohner benötigt eine Spezialmatratze.

Das beste Hilfsmittel gibt es nicht, denn die Qualität eines Hilfsmittels richtet sich vielmehr immer nach dem Grad des individuellen Nutzens für den Patienten/Bewohner. Der Hilfsmitteleinsatz muss daher immer auf den betroffenen Menschen abgestimmt werden. Jeder Patient/Bewohner bringt andere Voraussetzungen in die pflegerische Situation mit ein (u. a. körperliche und psychische Konstitution). Diese müssen bei der Auswahl des geeigneten Hilfsmittels berücksichtigt werden. Weiterhin ist es wesentlich, die prioritären Pflege- und Therapieziele, die mit dem Patienten/Bewohner angestrebt werden, in diese Entscheidungsfindung mit einzubeziehen (z. B. Schmerzreduktion, Bewegungsverbesserung, Ruhigstellung). Bei der Abwägung für oder gegen ein Hilfsmittel sollte auch die Berücksichtigung möglicher Nachteile wie z. B. die Einschränkung der Eigenbewegung in Spezialbetten oder Geräuschbelästigung einfließen. Optimale Druckverteilung als alleiniges Auswahlkriterium für ein Hilfsmittel reicht in komplexen klinischen Situationen nicht aus.

Die einzusetzenden Hilfsmittel zur Druckverteilung sollen nach folgenden Kriterien ausgewählt werden:

- den prioritären Pflege- und Therapiezielen;
- den Möglichkeiten der Eigenbewegung des Patienten/Bewohners;

31

- den gefährdeten Körperstellen;
- dem Gewicht des Patienten/Bewohners;
- der Abwägung von Kosten und Nutzen;
- den Präferenzen und Wünschen des Patienten/Bewohners.

Die Pflegefachkraft muss über ausreichende Kenntnisse zum Umgang mit dem ausgewählten Hilfsmittel verfügen und auch körperlich in der Lage sein, diese anzuwenden. Darüber hinaus kann es notwendig sein, bauliche Gegebenheiten, wie Statik eines Gebäudes/Raumes oder den notwendigen Platz für ein Hilfsmittel als Kriterium mit in den Entscheidungsprozess einzubeziehen. Hilfsmittel sollten so ausgewählt werden, dass sie in der jeweiligen Pflegesituation praktikabel einsetzbar sind und wirtschaftliche Aspekte im Sinne der Vermeidung einer Überversorgung berücksichtigen.

S3b Dem Risiko des Patienten/Bewohners entsprechende druckverteilende Hilfsmittel (z. B. Weichlagerungskissen und -matratzen, Spezialbetten) sind unverzüglich zugänglich.

Dekubitusgefährdete Patienten/Bewohner müssen unverzüglich nach der Risikoerkennung eine entsprechende Prophylaxe, primär eine Druckentlastung (z. B. Positionswechsel, Bewegungsförderung), erhalten. Ist die Druckentlastung nicht möglich bzw. nicht ausreichend, sollten ergänzend druckverteilende Hilfsmittel eingesetzt werden. Studien verweisen darauf, dass die Anwendung von großzelligen, dynamischen Matratzen, Auflagensystemen oder viscoelastischen Schaumstoffmatratzen im Vergleich zu Standardmatratzen eine Abnahme von neu auftretenden Druckgeschwüren mit sich bringt (s. Kap. 3.3.2.1). In der Einrichtung stehen entsprechende Hilfsmittel zur Verfügung oder können, z. B. im Falle von Spezialbetten, unverzüglich beschafft werden. Bis zum Einsatz der Hilfsmittel sorgt die Pflegefachkraft durch individuell angepasste Mikro- und wenn möglich Makrobewegungen für Druckentlastung.

In der ambulanten Pflege nach dem SGB XI erfolgt die Versorgung mit Hilfsmitteln durch die Pflegekassen, sofern sie wegen Krankheit oder Behinderung nicht durch die Krankenversicherung oder andere zuständige Leistungsträger übernommen wird (§ 40 SGB XI). Daher halten ambulante Pflegedienste nur selten Pflegehilfsmittel vor. Aufgabe der Pflegefachkraft ist es daher, die Pflegekasse bzw. bei Zuständigkeit der Krankenversicherung den behandelnden Arzt über die Notwendigkeit und Dringlichkeit des Einsatzes eines Hilfsmittels zur Dekubitusprophylaxe zu informieren und eine entsprechende Verordnung bzw. Bereitstellung anzuregen. Der Zeitraum, in dem ein entsprechendes Hilfsmittel für den pflegebedürftigen Patienten/Bewohner zur Verfügung steht, ist aufgrund dieser strukturellen Gegebenheiten durch die Pflegefachkraft in der ambulanten Pflege nur bedingt zu beeinflussen.

P3 Die Pflegefachkraft wendet zusätzlich zu den druckentlastenden Maßnahmen die geeigneten druckverteilenden Hilfsmittel an, wenn der Zustand des Patienten/Bewohners eine ausreichende Bewegungsförderung bzw. Druckentlastung nicht zulässt.

Je nach individuellem Risiko kann bereits eine kurzzeitige (10-20-minütige) Einwirkung von erhöhtem Druck und/oder Scherkräften zu Dekubitus führen. Aus diesem Grund muss unverzüglich, d. h. ohne zeitliche Verzögerung, eine Druckverteilung bzw. -entlastung eingeleitet werden. Ist Bewegungsförderung allein nicht ausreichend, beispielsweise bei Patienten/Bewohnern mit Kachexie, starkem Bewegungsmangel, völlig fehlender Eigenbeweglichkeit oder wegen krankheits- und/oder therapiebedingter Kontraindikationen nicht möglich (z. B. bei Kreislaufinstabilität, ARDS-Syndrom, Verbrennungen, Polytrauma), muss eine unverzügliche Druckverteilung mit geeigneten Hilfsmitteln erreicht werden. In allen anderen Fällen behält die Bewegungsförderung als wesentlicher Bestandteil einer effektiven Dekubitusprophylaxe auch bei Anwendung druckverteilender Auflagen und Matratzen oberste Bedeutung.

Als ungeeignete Hilfsmittel für die Freilagerung von Körperstellen haben sich Lagerungsringe erwiesen, da ihr Einsatz zu einer erhöhten Druckeinwirkung an den Seitenrändern der Materialien führt. Ebenfalls nicht empfohlen wird der Einsatz von Fellen jeder Art, Watteverbänden und Wassermatratzen wegen der fehlenden Belege für die Wirksamkeit bzw. auch wegen des Nachweises der Unwirksamkeit bezüglich der Druckverteilung. Auch die Anwendung von Hydrokolloid-Pflastern mit feuchtigkeitsspendender Innenseite und reibungskraftreduzierender Außenfläche an den Fersen oder der Einsatz von Fellen oder Schaumstoffen kann aufgrund methodisch unzureichender Forschungsergebnisse (s. Kap. 3.3.2.2) nicht zur Druckentlastung empfohlen werden. Ist eine Freilagerung der Fersen nicht möglich, muss über den Einsatz einer druckverteilenden Matratze nachgedacht werden.

E3 Der Patient/Bewohner befindet sich unverzüglich auf einem für ihn geeigneten druckverteilenden Hilfsmittel.

Mit dieser Aussage wird dem bei der Dekubitusprophylaxe wesentlichen Zeitfaktor Rechnung getragen, indem durch das Wort „unverzüglich" der unmittelbare Handlungsbedarf deutlich gemacht wird. Hilfsmittel müssen individuell ausgewählt werden, je nach Grad der Mobilität und Aktivität, oder auch z. B. nach Größe und Gewicht des Patienten/Bewohners. Der Patient/Bewohner ist über den geplanten Einsatz der Hilfsmittel informiert und damit einverstanden.

S4 Die Pflegefachkraft verfügt über Fähigkeiten sowie über Informations- und Schulungsmaterial zur Anleitung und Beratung des Patienten/Bewohners und seiner Angehörigen zur Förderung der Eigenbewegung des Patienten/Bewohners, zur Durchführung der Hautbeobachtung, zu druckentlastenden Maßnahmen sowie zum Umgang mit druckverteilenden Hilfsmitteln.

Eine wirkungsvolle Dekubitusprophylaxe kann nur gemeinsam mit den Patienten/Bewohnern und allen an ihrer Versorgung beteiligten Akteuren durchgeführt werden. Dazu bedarf es seitens der Pflegefachkraft Kompetenzen zur Anleitung und Beratung der Patienten/Bewohner und ggf. ihrer Angehörigen unter Einbeziehung entsprechend geeigneter Informations- und Schulungsmaterialien. Ziel der Anleitung und Schulung sind insbesondere die Förderung der Eigenbewegung sowie, wenn möglich, die Befähigung zur Durchführung der Hautinspektion, die Durchführung druckentlastender Interventionen und der sichere und adäquate Einsatz von druckverteilenden Hilfsmitteln. Pflegefachkräfte müssen in der Lage sein, Patienten/Bewohner gezielt je nach ihren Bedürfnissen und ihrer Situation zu einer wirksamen Förderung der Eigenbewegung und Druckentlastung anleiten zu können.

Die Effektivität von Maßnahmen zur Beratung und Anleitung von Patienten/Bewohnern zur Dekubitusprophylaxe ist bisher kaum wissenschaftlich untersucht. Aufgrund der wenigen verfügbaren Erkenntnisse lassen sich jedoch Rückschlüsse auf einen positiven Effekt von intensivierten Schulungs- und Beratungsmaßnahmen sowohl hinsichtlich des Wissens als auch mit Blick auf die Dekubitusrate ziehen. Zudem gibt es Hinweise darauf, dass Schulungen die Betroffenen und ihre pflegenden Angehörigen für das bestehende Dekubitusrisiko sensibilisieren und sie zur eigenverantwortlichen Durchführung bestimmter Prophylaxemaßnahmen befähigen. Als wichtig erweist sich, dass die vermittelten Prophylaxestrategien auf die funktionellen Fähigkeiten und das individuell bestehende Dekubitusrisiko abgestimmt sind (s. Literaturstudie Kap. 3.3). Auch wenn die vorliegenden Erkenntnisse ausschließlich aus Studien mit Menschen mit Rückenmarkserkrankungen oder -verletzungen stammen, stimmt die Expertengruppe darin überein, dass Maßnahmen der Information, Beratung und Anleitung von Patienten/Bewohnern essenzieller Bestandteil der Dekubitusprophylaxe sind. Bei der Entwicklung und Anwendung entsprechender Materialien und Strategien sind evidenzbasierte Empfehlungen zur Dekubitusprophylaxe ebenso zu berücksichtigen wie die speziellen Informations- und Schulungsbedürfnisse der jeweiligen Zielgruppe.

P4 Die Pflegefachkraft erläutert die Dekubitusgefährdung und die Notwendigkeit von prophylaktischen Maßnahmen und deren Evaluation und plant diese individuell mit dem Patienten/Bewohner und seinen Angehörigen.

Eine Einwilligung der Patienten/Bewohner für die Durchführung prophylaktischer Maßnahmen setzt immer voraus, dass sie über die Art und das Ausmaß der Gefährdung und über die aus fachlicher Sicht gebotenen Interventionen informiert sind. Grundlage der Pflege ist das Setzen von Prioritäten durch Aushandlungsprozesse mit Patienten/Bewohnern und ihren Angehörigen und das Planen von Pflegehandlungen nach den individuellen Pflegeprioritäten des Patienten/Bewohners. Damit werden die Eigenverantwortung der Patienten/Bewohner und deren Selbstpflegekompetenz erhöht und ihre Abhängigkeit von den Pflegefachkräften reduziert. Dazu bedarf es entsprechender Information, Beratung und Schulung des Patienten/Bewohners und ggf. seiner Angehörigen unter Einbeziehung verständlicher Informationsmaterialien.

Pflegerische Maßnahmen werden nach Möglichkeit gemeinsam mit dem Patienten/Bewohner und ggf. seinen Angehörigen geplant und durchgeführt. Hierbei wird auch auf die Wichtigkeit der genauen Hautinspektion im Rahmen der Evaluation eingegangen. Kompetenzen und Ressourcen des Patienten/Bewohners und ggf. der Angehörigen müssen von der Pflegefachkraft realistisch eingeschätzt werden, um sie ihren Fähigkeiten entsprechend in die Maßnahmenumsetzung mit einplanen zu können. Vorhandene Kompetenzen und Ressourcen sollten weiter gefördert werden.

E4 Der Patient/Bewohner und seine Angehörigen kennen die Ursachen der Dekubitusgefährdung sowie die geplanten Maßnahmen und wirken auf der Basis ihrer Möglichkeiten an deren Umsetzung mit.

Im Vordergrund dieser Aussage steht das Selbstbestimmungsrecht von Patienten/ Bewohnern und ihren Angehörigen. Dieses Recht besteht zum einen in dem Anspruch auf umfassende Information zu Risiken und einem möglichen Umgang mit diesen Risiken, zum anderen aber auch in der freien Entscheidung, in welchem Umfang an der Umsetzung von Maßnahmen mitgewirkt wird. Die Informationsvermittlung fördert die Einbeziehung von Patient/Bewohner und Angehörigen in einer Weise, dass diese an der Umsetzung mitwirken ohne dass es zu einer physischen und/oder psychischen Überforderung von Patienten/Bewohnern und Angehörigen führt.

S5 Die Einrichtung stellt sicher, dass alle an der Versorgung des Patienten/Bewohner Beteiligten den Zusammenhang von Kontinuität der Intervention und Erfolg der Dekubitusprophylaxe kennen und gewährleistet die Informationsweitergabe über die Dekubitusgefährdung an externe Beteiligte.

Die Dekubitusprophylaxe kann nur dann wirkungsvoll sein, wenn sie kontinuierlich durchgeführt wird. Dazu benötigen alle an der Versorgung des Patienten/Bewohners Beteiligten entsprechendes Wissen über die Bedeutung der kontinuierlichen Anwendung dekubitusprophylaktischer Maßnahmen und die negativen Auswirkungen von Diskontinuität bei der Dekubitusprophylaxe. In der Einrichtung muss geklärt sein, wie andere Berufsgruppen oder Institutionen informiert werden, um diese Kontinuität in der Versorgung sicherzustellen. Zu empfehlen ist eine hausinterne Verfahrensreglung in Form eines Ablaufdiagramms, aus der die Koordinationsverantwortung der Pflegefachkraft hervorgeht und in der genau festgelegt ist, wann welche Schritte zu erfolgen haben. So kann beispielsweise vereinbart werden, dass aus den Unterlagen von Patienten/Bewohnern, die vorübergehend in andere Abteilungen oder Einrichtungen verlegt werden, die Dekubitusgefährdung mit einem Blick zu erfassen ist.

Nur in multidisziplinärer Zusammenarbeit ist ein Dekubitus wirksam zu verhindern. Einrichtungen müssen daher beispielsweise durch Schulungen oder andere Methoden der Informationsweitergabe Sorge tragen, dass alle an der Versorgung des Patienten/Bewohners Beteiligten den Zusammenhang von Kontinuität der Intervention und Erfolg der Dekubitusprophylaxe kennen. Die Expertengruppe empfiehlt daher die Durchführung berufsgruppen- und auch sektorenübergreifender Schulungen, in denen der Schwerpunkt auf der Durchführung druckentlastender Maßnahmen liegt.

P5 Die Pflegefachkraft informiert die an der Versorgung des dekubitusgefährdeten Patienten/Bewohner Beteiligten über die Notwendigkeit der kontinuierlichen Fortführung der Interventionen (z. B. Personal in Arztpraxen, OP-, Dialyse- und Röntgenabteilungen oder Transportdiensten).

Die gesundheitliche Versorgung von dekubitusgefährdeten Patienten/Bewohnern findet in der Regel sowohl berufsgruppen- als auch sektorenübergreifend unter Beteiligung verschiedener Berufsgruppen, pflegerischer Laien und Hilfskräfte statt.

Auf der Grundlage der hausinternen Verfahrensregelung informieren die Pflegefachkräfte die an der Versorgung des Patienten/Bewohners Beteiligten über die Dekubitusgefährdung und die notwendigen Maßnahmen, um die Kontinuität der Prophylaxe sicherzustellen. Die Pflegefachkraft trägt dafür Sorge, dass den beteiligten Berufsgruppen die erforderlichen Informationen und ggf. auch die notwendigen Hilfsmittel für eine Fortführung der Maßnahmen vorliegen.

E5 Die Dekubitusgefährdung und die notwendigen Maßnahmen sind allen an der Versorgung des Patienten/Bewohners Beteiligten bekannt.

Ein pflegerischer Expertenstandard kann natürlich nur Aussagen zu den Aufgaben von Pflegefachkräften treffen. Daher kann hier – auch wenn dies wünschenswert wäre – nicht das Maß der Kontinuität dekubitusprophylaktischer Maßnahmen durch die Beteiligung anderer Berufsgruppen und die Versorgung in anderen Sektoren als Ergebniskriterium formuliert werden, sondern lediglich die Verantwortung der Pflegefachkraft für die Informationsweitergabe. Der Umfang der Informationen wurde auf die Kenntnis über das Dekubitusrisiko und die für die jeweilige Situation als notwendig angesehenen Maßnahmen begrenzt. So muss eine Röntgenabteilung nicht den gesamten Maßnahmenplan kennen, sondern es genügt beispielsweise die Information, dass der Patient/Bewohner bei der Untersuchung auf einer weichen Auflage liegen muss. Gegebenenfalls ist aber auch Sorge dafür zu tragen, dass notwendige Positionsveränderungen im vorgesehenen Intervall stattfinden.

S6 Die Pflegefachkraft verfügt über die Kompetenz, die Effektivität der prophylaktischen Maßnahmen zu beurteilen.

Maßnahmen zur Dekubitusprophylaxe müssen regelmäßig auf ihre Wirksamkeit hin überprüft werden. Ziel der prophylaktischen Maßnahmen ist die Vermeidung des Auftretens von Dekubitus. Es gibt keine verlässlichen wissenschaftlichen Erkenntnisse dazu, in welchem Maße die Entwicklung eines Dekubitus bei bestimmten Patienten-/Bewohnergruppen durch effektive prophylaktische Maßnahmen vermieden werden kann (s. Kap. 3.1.1). Dennoch hält die Expertengruppe die Vermeidung des Auftretens eines Dekubitus für ein zentrales Ergebniskriterium. Um Dekubitus zu erkennen und beurteilen zu können, muss die Pflegefachkraft entsprechende diagnostische Kriterien kennen, diese bei der Hautinspektion sicher anwenden und das Ergebnis der Dekubitusdiagnostik sachgerecht dokumentieren können.

Hinsichtlich der nicht dekubitusspezifischen Kompetenzen und strukturellen Voraussetzungen für die pflegerische Wundbeurteilung sei auf die Kriterien S1a/b des Expertenstandards „Pflege von Menschen mit chronischen Wunden" (DNQP 2009, S. 30 ff.) verwiesen.

Im Einklang mit der aktuellen Leitlinie von NPUAP und EPUAP (2009) sind Dekubitus im vorliegenden Expertenstandard definiert als Schädigungen der Haut und/oder des darunter liegenden Gewebes, die sich üblicherweise über Knochenvorsprüngen befinden. In Anlehnung an den Expertenstandard „Pflege von Menschen mit chronischen Wunden" wird für die Dekubitusdiagnostik die Verwendung der Klassifikation der EPUAP empfohlen (DNQP 2009, S. 37), die in der gemeinsamen Leitlinie von NPUAP und EPUAP aktualisiert wurde. Danach wird entsprechend der betroffenen Gewebeschichten zwischen vier Dekubitusgraden unterschieden (s. Kap. 1.1). Die Dekubitusgrade 1 und 2 beziehen sich auf oberflächliche Hautschäden, die Grade 3 und 4 auf Läsionen, die alle Hautschichten betreffen.

Studien zur Reliabilität (Zuverlässigkeit) der pflegerischen Identifizierung von Dekubitus verweisen auf eine beträchtliche Fehleranfälligkeit der pflegerischen Dekubitusdiagnostik (s. Kap. 3.3.1.2-3.3.1.4). Schwierig sind danach besonders die Erkennung von Dekubitus Grad 1 sowie die Abgrenzung des Dekubitus ersten oder zweiten Grades von Läsionen anderer Genese (s. Kommentierung zu P1). Laut aktueller EPUAP-Klassifikation ist ein Dekubitus Grad 1 definiert als eine lokal begrenzte, nicht wegdrückbare Rötung ansonsten intakter Haut. Das gerötete Areal kann schmerzhaft, fest oder weich sowie wärmer oder kälter im Vergleich zur angrenzenden Körperoberfläche sein (NPUAP & EPUAP 2009). Für die Identifizierung von Dekubitus Grad 1 stehen zwei Verfahren zur Auswahl, der Fingertest oder die Applikation einer transparenten Plastikscheibe[7] auf das gerötete Hautareal. Nach den vorliegenden wissenschaftlichen Erkenntnissen ist unklar, welches Verfahren die höhere diagnostische Sicherheit liefert, weshalb keines bevorzugt empfohlen werden kann (s. Kap. 3.3.1.7). Die korrekte Identifizierung von Dekubitus Grad 1 setzt voraus, dass Pflegefachkräfte die Symptome und ihre Bedeutung kennen und in der Diagnostik dieser Hautveränderung geübt sind.

Da verfügbare Studien zur Reliabilität mehrheitlich nicht im Setting der Versorgungspraxis und überwiegend mit speziell qualifizierten Pflegefachkräften durchgeführt wurden (s. Kap. 3.3.1.2), bleibt die tatsächliche Fehleranfälligkeit der pflegerischen Dekubituserfassung in der täglichen Praxis schwer beurteilbar. Bei Schulungen sind strukturiert Wissen und Fertigkeiten hinsichtlich der Dekubitusdefinition, der Durchführung der Hautinspektion und der diagnostischen Beurteilung von Dekubitus zu vermitteln. Die Anwendung dieser Kenntnisse und Fähigkeiten ist zu üben.

Für die Evaluation der Wirksamkeit prophylaktischer Maßnahmen ist neben der Kontrolle des Hautzustandes auch die in individuell festgelegten Abständen wiederholte Dekubitus-risikoeinschätzung (s. Kommentierung zu P1) wichtig, um vorliegende Risikofaktoren zu überprüfen. Inwieweit durch die eingeleiteten Prophylaxemaßnahmen das Auftreten eines Dekubitus vermieden werden kann, hängt außerdem von der Akzeptanz seitens der betroffenen Person und von möglichen ungünstigen Nebenwirkungen, z. B. Schmerzen oder beeinträchtigtem Komfort, ab. Pflegefachkräfte müssen in der Lage sein, unerwünschte Wirkungen der eingeleiteten Maßnahmen und Probleme bei der Akzeptanz zu erkennen.

P6 Die Pflegefachkraft begutachtet den Hautzustand des gefährdeten Patienten/ Bewohners in individuell zu bestimmenden Zeitabständen.

Die Hautinspektion muss sich auf die gesamte Körperoberfläche des Patienten/Bewohners erstrecken, wobei den vorrangig betroffenen Stellen (Prädilektionsstellen) besondere Aufmerksamkeit zu schenken ist. Prädilektionsstellen für Dekubitus sind Areale über Knochenvorsprüngen bzw. mit dünner Unterhautschicht, z. B. Ferse, Knöchel, Steiß- und Kreuzbeinregion sowie die Trochanter-Region. Zu berücksichtigen sind auch Körperstellen, die aufgrund medizinischer Hilfsmittel (Schienen, Sonden) erhöhten Druck- und/oder Scherkräften ausgesetzt sind.

Da Dekubitus zu den chronischen Wunden gehört, gilt für die diagnostische Beurteilung von Dekubitus das Prozesskriterium P1b im Expertenstandard „Pflege von Menschen mit

---

[7] Neben dem Fingertest kann auch mit einer transparenten Plastikscheibe geprüft werden, ob es sich um eine wegdrückbare oder nicht wegdrückbare Rötung handelt. Dabei wird die Plastikscheibe mit leichtem Druck auf die gerötete Stelle gehalten und durch die Scheibe beurteilt, ob es sich um einen Dekubitus handelt oder nicht. Hinweise dazu finden sich unter http://www.puclas.ugent.be/puclas/d/.

chronischen Wunden" (DNQP 2009, S. 35 ff.). Dies bedeutet, dass die Pflegefachkraft vorhandene Dekubitus gemäß der aktuell gültigen EPUAP-Klassifikation (s. Kap. 3.1.1, Kommentierung) sowie hinsichtlich Lokalisation, Größe und Schmerzen beurteilt. Bei Dekubitus der Grade 2 bis 4 beinhaltet die Wunddiagnostik auch die Beurteilung der beteiligten Gewebeschichten, des Aussehens von Wundrand und Wundumgebung sowie des Vorliegens von Exsudat/Transsudat, Wundgeruch und Infektionszeichen. Bei unklarer Abgrenzung von Läsionen anderer Genese (z. B. Pilzinfektion, inkontinenzbedingte Wunden), bei schwer zu klassifizierenden Dekubitus und für die initiale Beurteilung von Dekubitus der Grade 3 und 4 wird empfohlen, pflegerische Fachexperten und/oder ärztliche Kompetenz in die Dekubitusdiagnostik einzubeziehen.

Bei Auftreten eines Dekubitus gleich welchen Grades sind das Dekubitusrisiko (s. Kommentierung zu P1) und die angewandten prophylaktischen Maßnahmen zu überprüfen. Ist ein Dekubitus Grad 2 oder höher diagnostiziert, sind in der Versorgung auch die weiteren Inhalte des Expertenstandards „Pflege von Menschen mit chronischen Wunden" (DNQP 2009) zu berücksichtigen.

Die Hautinspektion dient einerseits der Überprüfung der Effektivität eingeleiteter Prophylaxemaßnahmen und ist andererseits Teil der Risikoeinschätzung. Bei als dekubitusgefährdet eingestuften Patienten/Bewohnern richten sich die Intervalle der Hautinspektion daher nach den Intervallen der differenzierten Dekubitusrisikoeinschätzung (s. Kommentierung zu P1). Bei bisher nicht als gefährdet klassifizierten Patienten oder Bewohnern ist die Hautinspektion durchzuführen, sobald aufgrund akut vermehrter Einwirkung von Druck- und/oder Scherkräften (z. B. infolge der Verschlechterung von Aktivität und Mobilität) ein Dekubitusrisiko nicht ausgeschlossen werden kann und somit eine differenzierte Risikoeinschätzung erforderlich ist (s. Kommentierung zu P1).

Bei der Beurteilung der Effektivität der eingeleiteten Prophylaxemaßnahmen ist das aktuelle Dekubitusrisiko einzubeziehen. Hat sich das Risiko erhöht, sind bisherige Maßnahmen möglicherweise nicht ausreichend. Auch bei einer Verringerung des Risikos ist eine Überprüfung der aktuellen Maßnahmen indiziert, um Belastungen durch gegebenenfalls nicht mehr erforderliche Maßnahmen zu vermeiden. Für das Vorgehen und die Häufigkeit der Risikoeinschätzung gelten die Erläuterungen in der Kommentierung zu P1.

Um die Auswirkungen der initiierten prophylaktischen Maßnahmen beurteilen zu können, muss die Pflegefachkraft kontinuierlich und aktiv auch auf mögliche unerwünschte Wirkungen wie Schmerzen oder beeinträchtigten Komfort achten und die Prophylaxe dementsprechend anpassen. Solche Nebenwirkungen können auch Grund dafür sein, dass die eingeleiteten Maßnahmen vom Patienten/Bewohner nicht akzeptiert werden. In diesen Fällen ist gemeinsam mit dem Patienten/Bewohner bzw. dessen familiären Bezugspersonen nach alternativen Lösungen zu suchen (s. Kommentierung zu P4).

E6 Der Patient/Bewohner hat keinen Dekubitus.

Ziel der Dekubitusprophylaxe ist die Vermeidung des Auftretens eines Dekubitus. Der Grad, bis zu dem dieses Ziel erreicht werden kann, lässt sich nach aktuellem Stand der Erkenntnisse nicht beziffern (s. Kap. 3.1.3). Zum einen ist es möglich, dass objektiv laut Risiko erforderliche Maßnahmen nicht angewandt werden können, da

* sie kontraindiziert sind bzw. aus gesundheitlichen Gründen nicht durchgeführt werden können (z. B. Bewegungsförderung bei Verletzungen der Wirbelsäule);
* sie von den Betroffenen nicht akzeptiert werden;
* andere Pflegeziele höhere Priorität haben (z. B. in der terminalen Lebensphase).

Zum anderen hängt die Dekubitusentstehung von einer Vielzahl weiterer, bisher nicht endgültig geklärter Faktoren ab, weshalb auch eine maximal erreichte Druckentlastung oder -verteilung unter Umständen nicht ausreichend sein kann, um die Entstehung eines Dekubitus zu verhindern.

Das Ergebnis der Überwachung des Hautzustandes und gegebenenfalls vorgenommene Anpassungen der prophylaktischen Maßnahmen sind so dokumentiert, sodass sie von allen am Versorgungsprozess Beteiligten eingesehen und nachvollzogen werden können. Dokumentiert sind auch der aktuelle Risikostatus (s. Kommentierung zu E1), festgestellte ungünstige Nebenwirkungen der prophylaktischen Maßnahmen sowie andere Gründe der Nichtanwendung bestimmter Maßnahmen.

3 Literaturstudie
Jan Kottner, Antje Tannen

3.1 Gesundheitspolitische Relevanz

3.1.1 Definition von Dekubitus

Im Jahr 1998 definierte das European Pressure Ulcer Advisory Panel (EPUAP) einen Dekubitus als „… Bereich lokalisierter Schädigung der Haut und des darunter liegenden Gewebes, welcher durch Druck, Scherkräfte, Reibung oder eine Kombination dieser Faktoren verursacht wurde." Diese Definition wurde Jahr im 2009 revidiert. In den kürzlich veröffentlichten gemeinsamen Leitlinien des National Pressure Ulcer Advisory Panel (NPUAP) in den USA und des EPUAP heißt es: „Ein Dekubitus ist eine lokal begrenzte Schädigung der Haut und/ oder des darunter liegenden Gewebes, in der Regel über knöchernen Vorsprüngen, infolge von Druck oder von Druck in Kombination mit Scherkräften. Es gibt eine Reihe weiterer Faktoren, welche tatsächlich oder mutmaßlich mit Dekubitus assoziiert sind; deren Bedeutung ist aber noch zu klären." (NPUAP und EPUAP 2009, S. 7)[8]. Aus dieser aktuellen Definition geht hervor, dass Druck oder Druck in Kombination mit Scherkräften als Hauptursachen für Dekubitus[9] angesehen werden. Dem Faktor „Reibung" wird nur noch untergeordnete Bedeutung zugemessen. Deutlich wird auch, dass das Wissen um Dekubitus nach wie vor begrenzt ist.

In der internationalen Leitlinie des NPUAP und EPUAP (2009) werden Dekubitus wie folgt klassifiziert:

Kategorie/ Stufe/ Grad I: Nicht wegdrückbare Rötung
Nicht wegdrückbare, umschriebene Rötung bei intakter Haut, gewöhnlich über einem knöchernen Vorsprung. Bei dunkel pigmentierter Haut ist ein Verblassen möglicherweise nicht sichtbar, die Farbe kann sich aber von der umgebenden Haut unterscheiden. Der Bereich kann schmerzempfindlich, verhärtet, weich, wärmer oder kälter sein als das umgebende Gewebe. Diese Symptome können auf eine (Dekubitus-) Gefährdung hinweisen.

Kategorie/ Stufe/ Grad II: Teilverlust der Haut
Teilzerstörung der Haut (bis zur Dermis), die als flaches, offenes Ulcus mit einem rot bis rosafarbenen Wundbett ohne Beläge in Erscheinung tritt. Kann sich auch als intakte oder offene/rupturierte, serumgefüllte Blase darstellen. Manifestiert sich als glänzendes oder trockenes, flaches Ulcus ohne nekrotisches Gewebe oder Bluterguss[10]. Diese Kategorie sollte nicht benutzt werden um Skin Tears (Gewebezerreißungen), Verbands- oder pflasterbe-

---

[8] Deutsche Übersetzung der Kurz-Versionder internationalen Leitlinie des NPUAP/EPUAP (2009): http://www.epuap.org/guidelines/QRG_Prevention_in_German.pdf (abgerufen am: 10.06.2010)

[9] Der Plural von Dekubitus ist ebenfalls Dekubitus, gesprochen mit einem langem u am Ende (Dekubitūs).

[10] Blutergüsse weisen auf eine tiefe Gewebsschädigung hin.

dingte Hautschädigungen, feuchtigkeitsbedingte Läsionen, Mazerationen oder Abschürfungen zu beschreiben.

Kategorie/ Stufe/ Grad III: Verlust der Haut

Zerstörung aller Hautschichten. Subkutanes Fett kann sichtbar sein, jedoch keine Knochen, Muskeln oder Sehnen. Es kann ein Belag vorliegen, der jedoch nicht die Tiefe der Gewebsschädigung verschleiert. Es können Tunnel oder Unterminierungen vorliegen. Die Tiefe des Dekubitus der Kategorie/Stufe/Grad III variiert je nach anatomischer Lokalisation. Der Nasenrücken, das Ohr, der Hinterkopf und der Fußknöchel haben kein subkutanes Gewebe, daher können Kategorie III Wunden dort auch sehr oberflächlich sein. Im Gegensatz dazu können an besonders adipösen Körperstellen extrem tiefe Kategorie III Wunden auftreten. Knochen und Sehnen sind nicht sichtbar oder tastbar.

Kategorie/ Stufe/ Grad IV: vollständiger Haut oder Gewebeverlust/

Totaler Gewebsverlust mit freiliegenden Knochen, Sehnen oder Muskeln. Belag und Schorf können vorliegen. Tunnel oder Unterminierungen liegen oft vor. Die Tiefe des Kategorie IV Dekubitus hängt von der anatomischen Lokalisation ab. Der Nasenrücken, das Ohr, der Hinterkopf und der Knochenvorsprung am Fußknöchel haben kein subkutanes Gewebe, daher können Wunden dort auch sehr oberflächlich sein. Kategorie IV Wunden können sich in Muskeln oder unterstützende Strukturen ausbreiten (Fascien, Sehnen oder Gelenkkapseln) und können dabei leicht Osteomyelitis oder Ostitis verursachen. Knochen und Sehnen sind sichtbar oder tastbar (NPUAP und EPUAP 2009, Deutsche Übersetzung, S.9)

Dekubitus sind schwerwiegende Gesundheitsprobleme. Betroffene leiden unter Einschränkungen in ihrer gesundheitsbezogenen Lebensqualität (Hopkins et al. 2006, Pieper et al. 2009) und die Dekubitustherapie ist mit erheblichen Belastungen verbunden (Spilsbury et al. 2007). Ausführliche Darstellungen zum Leben mit der chronischen Wunde Dekubitus finden sich im Expertenstandard „Pflege von Menschen mit Chronischen Wunden" (Panfil et al. 2008).

3.1.2 Kosten der Dekubitusbehandlung

Die genaue Bestimmung der in Deutschland durch Dekubitus verursachten Kosten ist schwierig. Ältere Schätzungen gehen von bis zu 2 Milliarden Euro jährlich aus (Robert Koch-Institut 2003). Für 1999 berechneten Eberhardt et al. (2005) Behandlungskosten von Dekubitus in Krankenhäusern von rund 200 Millionen Euro pro Jahr. Indirekte Kosten (z. B. durch Arbeitsunfähigkeit) wurden mit circa 40 Millionen Euro angegeben (Eberhardt et al. 2005). Basierend auf einer kleinen Stichprobe (n = 50) ermittelten Busch et al. (2005), dass bei Patienten mit Dekubitus im Krankenhaus circa 2% der Gesamtkosten auf Spezialmatratzen und Verbandsmaterialien anfallen. Weitere aktuelle Kostenschätzungen für Deutschland konnten nicht ermittelt werden. Es wird davon ausgegangen, dass frühzeitige effektive Prophylaxen Behandlungskosten senken können (Robert Koch-Institut 2003, Eberhardt et al. 2005).

3.1.3 Häufigkeit von Dekubitus in unterschiedlichen Bereichen

International gibt es unzählige Studien zur Häufigkeit von Dekubitus. Dekubitusprävalenzen in Krankenhäusern schwanken zwischen 18 und 24% (Vanderwee et al. 2007b, Galhager et al. 2008, Gunningberg et al. 2008) und in Langzeitpflegeeinrichtungen um 30% (Horn et al. 2002, Capon et al.2007). Gemessene Dekubitushäufigkeiten in deutschen Pflegesettings sind wesentlich geringer.

Ambulante Pflege

Bei Studien im ambulanten Pflegesetting wurde festgestellt, dass circa 3% bis 4% aller Empfänger von Pflegeleistungen nach dem SGB XI von mindestens einem Dekubitus betroffen waren (Lindenberg et al. 2003, Reus et al. 2005). Bei einer Erhebung unter circa 17.000 Pflegebedürftigen in Bayern wurde eine Prävalenz von 5,4% gemessen (Klein et al. 2005). Steingaß et al. (2004) ermittelten eine Periodenprävalenzrate (Dekubitustage pro Pflegetage mal 100) von circa 1,7%.

Pflegeheime

Reus et al. (2005) bestimmten eine Dekubitusprävalenz von 6% in deutschen Pflegeheimen, wohingegen Lahmann et al. (2009) von circa 4% Dekubitusprävalenz in Pflegeheimen ausgehen. Eine Prävalenz von 4% wurde ebenfalls in Bayerischen Pflegeheimen ermittelt (Klein et al. 2005). Unter Ausschluss von Grad 1 Dekubitus berechneten Steingaß et al. (2004) eine Periodenprävalenz (Dekubitustage pro Pflegetage mal 100) von circa 1,4%.

Im Hamburger Dekubitusprojekt wurden Daten zur Dekubitushäufigkeit in 200 ambulanten und stationären Pflegeeinrichtungen erhoben. In beiden Settings betrug die Dekubitusinzidenz 1,4% pro Quartal (Leffmann 2004).

Krankenhäuser

Die Dekubitusprävalenz Grad 1 bis 4 in deutschen Krankenhäusern variiert zwischen 5% (Stausberg et al. 2005) und 7% (Lahmann et al. 2009). Die Periodenprävalenz betrug 1,4% (Stausberg et al. 2005) und 1,9% (Steingaß et al. 2004). Basierend auf einer Analyse von Diagnosedaten von deutschen Krankenhauspatienten im Jahr 2005 ermittelten Kröger et al. (2009), dass 0,06% aller stationär behandelten Patienten die Hauptdiagnose Dekubitus hatten. Bei 1,2% aller behandelten Patienten wurde Dekubitus als Nebendiagnose kodiert.

Die Bundesgeschäftstelle für Qualitätssicherung (BQS 2009) berichtete von einer risikoadjustierten Dekubitusinzidenz Grad 1 bis 4 bei Krankenhauspatienten über 75 Jahre von 1,1% im Jahr 2008. Leffmann (2004) berichtete von einer Dekubitusinzidenz von 0,9% in Hamburger Krankenhäusern.

Die Entstehung von Dekubitus in Einrichtungen der Gesundheitsversorgung wird international und national als pflegesensibler Qualitätsindikator für Versorgungsqualität betrachtet (Bundesgeschäftstelle für Qualitätssicherung 2009), obwohl damit nicht gesagt wird, dass sich in der Praxis grundsätzlich alle Dekubitus vermeiden lassen (Thomas 2003, Ayello et al. 2009). Unabhängig davon sind international und national Dekubitus zunehmend Thema rechtlicher Auseinandersetzungen geworden (Großkopf und Klein 2007, Ayello et al. 2009).

3.2   Methodisches Vorgehen bei der Literaturstudie

3.2.1   Suchstrategien

Da die letzte Literaturstudie zum Expertenstandard Dekubitusprophylaxe in der Pflege den Zeitraum von 1999 bis Juli 2002 umfasste, wurden in diese Recherche nur Arbeiten aufgenommen, die zwischen August 2002 und Mai 2009 veröffentlicht wurden. Die Datenbanken MEDLINE, CINAHL, EMBASE und die Cochrane Library wurden systematisch durchsucht. Dabei wurden Kombinationen folgender Suchbegriffe verwendet:

- pressure ulcer or decubitus or bed sore or pressure sore
- risk or risk assessment
- prevention or prophylaxis
- nurs*
- skin
- mattress*
- malnutrition, malnourish*, undernourish*
- nutritional management, nutritional intervention, nutritional supplement
- incontinence, moisture
- skin care, tissue tolerance, skin condition
- patient education

Die Datenbank CareLit wurde mit dem Schlagwort „Dekubitus" durchsucht. Durch eine Web of Science Abfrage (Topic=(pressure ulcer)) wurden die Zeitschriften identifiziert, in denen zum Thema Dekubitus am häufigsten publiziert wurde. Folgende Zeitschriften mit den meisten Beiträgen und dem engsten Bezug zur Pflege wurden per Hand durchsucht:

- Advances in Skin and Wound Care
- International Journal of Nursing Studies
- Journal of Advanced Nursing
- Journal of Clinical Nursing
- Journal of Wound Ostomy and Continence Nursing
- Journal of the American Geriatrics Society
- Ostomy Wound Management
- Wounds

Studien aus Referenzlisten wurden dann hinzugezogen, wenn diese weder während der Datenbanksuche noch während der Handsuche identifiziert wurden.

3.2.2 Ein- und Ausschlusskriterien und Literaturauswahl

In Anbetracht der unüberschaubaren Menge an Literatur zum Thema Dekubitusprophyla-
xe wurden zuerst gezielt systematische Übersichtsarbeiten und Metaanalysen ausgewählt,
methodologisch bewertet und analysiert. Nur Primärstudien, die bislang in noch keiner sys-
tematischen Übersichtsarbeit/Metaanalyse auftauchten, wurden separat ausgewertet.
Einschlusskriterien waren:
- Sprache deutsch oder englisch
- Systematische Übersichtsarbeiten/Metaanalysen
- Diagnose- und Interventionsstudien
- empirische Studien zum Thema Dekubitusprophylaxe:
- Validität, Reliabilität, klinischer Nutzen von Dekubitusrisikoeinschätzungen
- Wissen, Können, Kompetenzen, Schulungen, Informationen von
  Pflegekräften/pflegenden Bezugspersonen
- Lagerungs-, Bewegungs-, Transfertechniken
- Druckreduzierende Hilfsmittel
- ernährungsbezogene Maßnahmen
- Pflege von Haut und Gewebe
- Alternative Formen der Dekubitusprophylaxe
- Patientenedukation
- Hautinspektion, Dekubitusdiagnostik

Ausschlusskriterien waren:
- Studien unter Laborbedingungen/Labortests
- Projektberichte zur Verbesserung der Dekubitusprophylaxe
- Clinical/narrative Reviews
- Heilungsrate und -dauer von bestehenden Wunden
- Leitlinien

Leitlinien zur Dekubitusprophylaxe wurden zunächst ausgeschlossen, da diese mehrheitlich
Praxisempfehlungen geben, die überwiegend auf Experten- und Konsensmeinungen beru-
hen. Die zahlreichen Empfehlungen der aktuell im September 2009 von der EPUAP und der
NPUAP veröffentlichten Leitlinie wurden bei den Formulierungen der Standardaussagen und
Kommentierungen berücksichtigt. Nur im Falle eines erheblichen Mangels an empirischen
Studien zu einzelnen Pflegeinterventionen, wurden Meinungen von Experten oder Exper-
tengruppen in die Literatursynthese aufgenommen.

---

[11] Ein Verzeichnis der Primärstudien, die in den Übersichtsarbeiten/Metaanalysen bereits bewertet und verwendet
wurden, findet sich auf der Homepage des DNQP unter www.dnqp.de/.

3.2.3 Methodologische Bewertungen der Quellen

Die Analyse und methodologische Bewertung der Literatur erfolgte durch beide Reviewer unabhängig voneinander. Anschließend wurden beide Urteile verglichen und bei Uneinigkeiten wurden die Studien erneut begutachtet, Differenzen diskutiert und ein Konsens hergestellt. Zur methodologischen Bewertung von systematischen Literaturübersichten und Metaanalysen wurde das Instrument AMSTAR (Assessment of multiple systematic reviews) herangezogen (Shea et al. 2007). Die Kurzversion ohne Erklärungen ist in Tabelle 1 dargestellt. Sie besteht aus 11 Fragen die jeweils mit „Ja", „Nein", „Nicht zu beantworten" oder „Nicht zutreffend" beantwortet werden. Jede „Ja-Antwort" wurde mit einem Punkt bewertet, alle anderen Antworten mit null Punkten.

Frage	Yes	No	Can't answer	Not applicable
1. Was an ‚a priori' design provided?				
2. Was there duplicate study selection and data extraction?				
3. Was a comprehensive literature search performed?				
4. Was the status of publication (i.e. grey literature) used as an inclusion criterion?				
5. Was a list of studies (included and excluded) provided?				
6. Were the characteristics of the included studies provided?				
7. Was the scientific quality of the included studies assessed and documented?				
8. Was the scientific quality of the included studies used appropriately in formulating conclusions?				
9. Were the methods used to combine the findings of studies appropriate?				
10. Was the likelihood of publication bias assessed?				
11. Was the conflict of interest stated?				

Tabelle 2: Methodologische Bewertung von Systematischen Übersichtsarbeiten/ Metaanalysen nach AMSTAR (Shea et al. 2007)

Interventionsstudien wurden mit dem Cochrane Collaboration's tool for assessing risk of bias (Higgins und Altmann 2008) bewertet. Jede Frage wurde mit "ja" (1 Punkt), "nein" (0 Punkte) oder "unklar" (0 Punkte) beantwortet (Tabelle 2). Jede „Ja-Antwort" deutet auf geringes Risiko der Verzerrung hin, jede „Nein-Antwort" auf ein hohes Risiko.

Domain	Frage	ja	nein	unklar
Sequence generation	Was the allocation sequence adequately generated?	1	0	0
Allocation concealment	Was allocation adequately concealed?	1	0	0
Blinding of participants, personnel and outcome	Was knowledge of the allocated intervention adequately prevented during the study?	1	0	0
Incomplete outcome data	Were incomplete outcome data adequately addressed?	1	0	0
Selective outcome reporting	Are reports of the study free of suggestions of selective outcome reporting?	1	0	0
Other sources of bias	Was the study apparently free of other problems that could put it at high risk of bias?	1	0	0

Tabelle 3: Methodologische Bewertung von Interventionsstudien mit Hilfe des Cochrane Collaboration's tool for assessing risk of bias (Higgins und Altmann 2008)

Diagnosestudien wurden mit dem QUADAS (Quality Assessment of Diagnostic Accuracy Studies) Instrument (Whiting et al. 2003) bewertet. Darin erfolgt die Bewertung der Studien anhand von 14 Fragen, die mit „ja" (1 Punkt), „nein" (0 Punkte) oder „unklar" (0 Punkte) beantwortet werden (Tabelle 3).

	Frage	ja	nein	unklar
1	Was the spectrum of patients representative of the patients who will receive the test in practice?	1	0	0
2	Were selection criteria clearly described?	1	0	0
3	Is the reference standard likely to correctly classify the target condition?	1	0	0
4	Is the time period between reference standard and index test short enough to be reasonably sure that the target condition did not change between the two tests?	1	0	0
5	Did the whole sample or a random selection of the sample, receive verification using a reference standard of diagnosis?	1	0	0
6	Did patients receive the same reference standard regardless of the index test result?	1	0	0
7	Was the reference standard independent of the index test (i.e. the index test did not form part of the reference standard)?	1	0	0
8	Was the execution of the index test described in sufficient detail to permit replication of the test? 1	0	0	
9	Was the execution of the reference standard described in sufficient detail to permit its replication?	1	0	0
10	Were the index test results interpreted without knowledge of the results of the reference standard?	1	0	0
11	Were the reference standard results interpreted without knowledge of the results of the index test?	1	0	0
12	Were the same clinical data available when test results were interpreted as would be available when the test is used in practice?	1	0	0
13	Were uninterpretable/ intermediate test results reported?	1	0	0
14	Were withdrawals from the study explained?	1	0	0
	Gesamt			

Tabelle 4: Methodologische Bewertung von Diagnosestudien mit Hilfe des QUADAS Instruments (Whiting et al. 2003)

Es muss bedacht werden, dass die Bildung von Summenscores basierend auf den genannten Bewertungsinstrumenten streng genommen nicht zulässig ist, da damit den einzelnen Bewertungskriterien Gleichwertigkeit unterstellt wird. Dennoch wurde dieser pragmatische Weg gewählt, um den Lesern einen Indikator für die methodologische Qualität zu bieten. Nicht experimentelle und deskriptive Studien wurden methodologisch nicht bewertet.

3.2.4 Evidenzklassen

Entsprechend des „Methodenpapiers" des DNQP (2007) wurde die Evidenzklassifikation der Arbeitsgemeinschaft der Wissenschaftlichen Medizinischen Fachgesellschaften (AWMF) und die der Ärztlichen Zentralstelle Qualitätssicherung „ÄZQ" gewählt (2001) (Tabelle 4). Nur methodologisch *hochwertige Interventionsstudien* wurden in Anlehnung an das Vorgehen der schottischen Leitlinien-Gesellschaft (Scottish Intercollegiate Guideline Network SIGN) in Evidenzklassen eingeteilt. Hochwertigkeit wurde definiert als: (1) mindestens 4/6 Punkten anhand des Cochrane Collaboration's tool for assessing risk of bias oder (2) mindestens 9/11 Punkten nach AMSTAR.

Grad	ÄZQ - Klassifizierung
I a	Evidenz aufgrund von Metaanalysen randomisierter kontrollierter Studien
I b	Evidenz aufgrund mindestens einer randomisierten kontrollierten Studie
II a	Evidenz aufgrund mindestens einer gut angelegten, kontrollierten Studie ohne Randomisierung
II b	Evidenz aufgrund mindestens einer gut angelegten, quasi-experimentellen Studie
III	Evidenz aufgrund gut angelegter, nicht experimenteller deskriptiver Studien (z. B. Vergleichsstudien, Korrelationsstudien, Fall-Kontrollstudien)
IV	Evidenz aufgrund von Berichten/Meinungen von Expertenkreisen, Konsensus-Konferenzen und/oder klinischer Erfahrung anerkannter Autoritäten

Tabelle 5: Einteilung der Evidenz-Stärke von Interventionsstudien (AWMF und ÄZQ 2001)

Für alle anderen Studientypen (z. B. Diagnose-, Korrelationsstudien) wurde keine Evidenzklassifikation vorgenommen.

3.3 Ergebnisse der Literaturstudie

Der Aufbau der Literaturübersicht orientiert sich an den Kriterien des Expertenstandards (DNQP 2004). Neben der Darstellung aktueller Studienergebnisse aus systematischen Übersichtsarbeiten und weiteren Studientypen wird Bezug zu den vorherigen Literaturstudien von Panfil und Metzing (DNQP 2004) genommen. Zusätzlich gibt es einen Abschnitt, in dem Studien zu komplexen Maßnahmen beschrieben werden.

3.3.1 Ätiologie und Risikoeinschätzung

3.3.1.1 Ätiologie

Es gibt eine unüberschaubare Menge an Literatur und Studien zum Thema Dekubitusentstehung, doch bis heute gibt es keinen Konsens über Definition, Ätiologie, Pathogenese und Klassifikation von Dekubitus.

Basierend auf experimentellen und empirischen Befunden ist davon auszugehen, dass es zwei Arten von Dekubitus gibt (Aoi et al. 2009, Kottner et al. 2009a):

(1) Lang anhaltender Druck und/oder Scherkräfte verursachen Verletzungen und Schäden im subkutanen Fettgewebe oder in der Muskulatur. Da die darüber liegenden Hautschichten intakt sind, ist diese Art der Gewebeschädigung vorerst mit dem bloßen Auge nicht sichtbar. Je nach Schwere und Größe des betroffenen Gebiets kann sich das geschädigte Gewebe wieder regenerieren oder es entwickeln sich nach Tagen oder Wochen Dekubituswunden, welche nach gängigen Klassifikationen einem Grad 3 oder 4 entsprechen (tiefe Dekubitus).
(2) Mechanische Reize wie Reibung oder Nässe führen zur Schädigung oberflächlicher Hautschichten welche Grad 2 Dekubitus entsprechen (oberflächliche Dekubitus).

In der klinischen Praxis kommen meist beide Arten von Gewebeschäden gleichzeitig vor und es gibt bislang kaum Studien, die tiefe und oberflächliche Dekubitus getrennt voneinander untersucht haben. Dennoch sollte beachtet werden, dass sich tiefe und oberflächliche Gewebeschäden hinsichtlich Ätiologie, Pathogenese und klinischem Erscheinungsbild voneinander unterscheiden (Taler 2002, Farid 2007, Lynn et al. 2007).

Basierend auf tierexperimentellen, laborexperimentellen und klinischen Erkenntnissen scheinen tiefe Dekubitus bei liegenden Personen zwischen der ersten und der vierten bis sechsten Stunde nach ununterbrochener Druckbelastung zu entstehen. Bei sitzenden Personen scheint die Schädigung noch früher einzutreten (Gefen 2008).

3.3.1.2 Risikofaktoren und -skalen

Über 100 Risikofaktoren für die Dekubitusentstehung sind bekannt (Collier und Moore 2006) und ein Teil dieser Faktoren ist Bestandteil von über 30 standardisierten Dekubitusrisikoeinschätzungsinstrumenten, sogenannten Risikoskalen.

In fünf systematischen Übersichtsarbeiten (Schlömer 2003, Pancorbo-Hidalgo et al. 2006, Sharp und McLaws 2006, Bolton 2007, Mortenson et al. 2008) und 13 prospektiven Diagnosestudien wurde die prognostische Validität einzelner Risikofaktoren und Risikoskalen mit Hilfe von Sensitivitäten, Spezifitäten, positiven und negativen Vorhersagewerten, ROC-Kurven oder Odds ratios dargestellt. Als Referenzkriterium wurde das Auftreten von Dekubitus herangezogen. Nach Pancorbo-Hidalgo et al. (2006) und Bolton (2007) ist die *Braden*-Skala anderen Risikoskalen in Bezug auf Validität überlegen. Dagegen stellte Schlömer (2003) in ihrer Übersichtsarbeit dar, dass die Testgüte der *Braden*-Skala und aller anderen untersuchten Skalen gering ist und diese nicht zum Risikoscreening geeignet sind. Sharp und McLaws (2006) untersuchten sechs in den meisten Risikoskalen eingeschlossene Risikofaktoren. Nach dieser methodologisch mangelhaften Übersichtsarbeit gibt es nur für den Faktor *„Immobilität"* empirische Belege für dessen Beziehung zur Dekubitusentstehung. Mortenson et al. (2008) fanden vier Untersuchungen, die testtheoretische Gütekriterien speziell für die Anwendung bei Rückenmarksverletzten untersuchten. Nur zwei gefundene Skalen wurden speziell für diese Zielgruppe entwickelt und die Validität wurde als mittelmäßig beurteilt.

Von den 13 Diagnosestudien wurden die Untersuchungen von Schoonhoven et al. (2006), Feuchtinger et al. (2007), Nixon et al. (2007) und Konishi et al. (2008) als qualitativ am hochwertigsten bewertet. Basierend auf einer Stichprobe von 1200 Krankenhauspatienten identifizierten Schoonhoven et al. (2006) *„Alter"*, *„Gewicht bei Aufnahme"*, *„abnormales Aussehen der Haut"*, *„Reibung und Scherkräfte"* und *„geplante OP in nächster Woche"* als unabhängige Prädiktoren zur Entstehung von Dekubitus Grad 2 oder höher. Nach Feuchtinger et al. (2007) lassen sich mit Hilfe der *Braden*-Skala (Cut-Off < 21) im Vergleich zur *Norton*-Skala und einem Vier-Faktoren-Modell *(„Sensorische Wahrnehmung"*, *„Feuchtigkeit"*, *„Reibung und Scherkräfte"*, *„Alter")* bis zu fünf Tagen nach einer Herzoperation die meisten Risikopatienten identifizieren. Dennoch war die prädiktive Validität für alle drei Instrumente gering. Da die Mehrheit aller herzchirurgischen Patienten in dieser Stichprobe ein Dekubitusrisiko aufwies, schlussfolgern die Autoren, dass die Anwendung der getesteten standardisierten Instrumente in diesem Setting nicht sinnvoll ist.

Nixon et al. (2007) untersuchten, ob die nicht wegdrückbare Rötung (Grad 1 Dekubitus) als Prädiktor für Dekubitus Grad 2 oder höher geeignet ist. Danach bestand für Patienten (n = 97) mit nicht wegdrückbarer Rötung eine mindestens 2,4-fach höhere Wahrscheinlichkeit, einen Dekubitus Grad 2, 3 oder 4 zu entwickeln, als für Patienten mit wegdrückbarer Rötung. Konishi et al. (2008) fanden heraus, dass zwischen einer wegdrückbaren Rötung und der Entstehung von Grad 1 und 2 Dekubitus ein positiver Zusammenhang besteht. Die Autoren schlussfolgern, dass die Identifikation von wegdrückbaren Rötungen effektiv zur Vermeidung von Dekubitus Grad 2 und höher ist. Beide Studien deuten darauf hin, dass sowohl die wegdrückbare als auch die nicht wegdrückbare Rötung mit dem nachfolgenden Auftreten von Dekubitus Grad 2 und höher assoziiert ist.

Die Ergebnisse der restlichen, methodisch weniger hochwertigen Diagnosestudien sind heterogen und teilweise widersprüchlich (Wolverton et al. 2008, Suriadi et al. 2006 und 2008, Compton et al. 2008, Gerlach et al. 2008, Shukla et al. 2008, Chan et al. 2009, Nonnemacher et al. 2009, Sayar et al. 2009). Übereinstimmend weisen die Ergebnisse von Suriadi et al. (2006 und 2008) auf Zusammenhänge zwischen gemessenen Druck zwischen Sakrum und Auflagefläche und Dekubitusentstehung hin. Compton et al. (2008) und Nonnemacher et al. (2009) wiesen auf starke Zusammenhänge zwischen dem Grad der Aktivität und Mobilität und Dekubitusentstehung hin.

Die Validität von Risikoskalen, standardisierten Einschätzungen oder Dekubitusrisikofaktoren wurde in 14 sonstigen Studien untersucht. In vier Studien wurden starke Zusammenhänge zwischen Werten von Dekubitusrisikoskalen, mit Werten der *Pflegeabhängigkeit* (Balzer et al. 2007), des Bewusstseinszustandes *(Glasgow Koma Skala)* (Fernandes und Caliri 2008), der *Leistungsfähigkeit von Palliativpatienten* (Maida et al. 2008), und vorherigem Schlaganfall, Trauma und kognitivem Verlust (Capon et al. 2007) ermittelt. Das deutet darauf hin, dass das Dekubitusrisiko als ein Maß für die allgemeine Pflegebedürftigkeit herangezogen werden kann oder, im Umkehrschluss, pflegebedürftige und gesundheitlich eingeschränkte Menschen in der Regel dekubitusgefährdet sind. In den restlichen Studien wurden statistische Zusammenhänge zwischen Dekubitus und einer Vielzahl von Variablen ermittelt, die jedoch kaum kausal interpretiert werden können.

Eine erhebliche methodische Einschränkung aller der bisher zitierten Studien ist die Verwendung des Dekubitus als Referenzkriterium. Risikoskalen oder einzelne Risikofaktoren können nur eingeschränkt mit dem (Nicht-)Auftreten von Dekubitus validiert werden, denn durch die Anwendung prophylaktischer Maßnahmen wird der Dekubitusentstehung aktiv entgegengewirkt. Scores von Dekubitusrisikoskalen oder einzelnen Risikofaktoren messen, wie hoch die Wahrscheinlichkeit ist, dass ein Dekubitus auftritt. Sie können die tatsächliche Dekubitusentstehung nicht vorhersagen (Defloor und Grypdonck 2004, Olshansky 2004, Anthony et al. 2008).

3.3.1.3 Risikoskalen und klinischer Nutzen

Unabhängig davon, welche Referenzkriterien für die Validierung von Risikoskalen herangezogen werden, geben diagnostische Testkriterien keine Auskunft über den patientenbezogenen Nutzen. Interventionsstudien, bevorzugt RCTs, sind geeignet, die Überlegenheit eines diagnostischen Tests oder eines Instruments gegenüber anderen Instrumenten oder Strategien zu untersuchen (Schünemann et al. 2008).
Unter Einbeziehung der Literatur bis zum Jahr 2003 identifizierten Pancorbo-Hidalgo et al. (2006) drei Studien, in denen der Einfluss der *Norton*-Skala auf die Dekubitusinzidenz untersucht wurde. Es konnte kein Hinweis gefunden werden, dass die Anwendung der *Norton*-Skala die Dekubitusinzidenz senken konnte. In einem Cochrane-Review wurde die Frage untersucht, ob die Anwendung standardisierter Risikoeinschätzungen im Vergleich zu unstrukturierten Assessments bzw. subjektiver Beurteilung zu einer Verringerung der Dekubitusinzidenz führt (Moore und Cowman 2008). Da kein RCT die Einschlusskriterien erfüllte, blieb diese Frage unbeantwortet.

In einer Interventionsstudie von Vanderwee et al. (2007) wurden zwei Gruppen von Krankenhauspatienten miteinander verglichen. Patienten der Interventionsgruppe (n = 826) erhielten weder regelmäßige standardisierte Risikoeinschätzungen noch druckverteilende Hilfsmittel. Erst wenn ein Grad 1 Dekubitus entdeckt wurde, kamen druckverteilende Hilfsmittel zum Einsatz. In der Kontrollgruppe (n = 791) wurden regelmäßig Braden-Summenwerte ermittelt. Patienten erhielten dann eine Wechseldruckmatratze, wenn der Braden-Wert < 17 war oder ein Grad 1 Dekubitus diagnostiziert wurde. Im Ergebnis unterschieden sich beide Gruppe nur hinsichtlich des vermehrten Einsatzes von Wechseldruckmatratzen in der Kontrollgruppe. Es gab keinen Unterschied in der Dekubitusinzidenz Grad 2, 3 oder 4. Die Ergebnisse deuten darauf hin, dass druckverteilende Hilfsmittel sparsamer eingesetzt werden können, wenn nur Grad 1 Dekubitus als diagnostisches Kriterium herangezogen werden und dass der Einsatz der Braden-Skala (Cut-Off < 17) gegenüber der regelmäßigen Hautinspektion keine Vorteile bringt **(EK Ib)**.

3.3.1.4 Reliabilität und Übereinstimmung von Risikoskalen

Neben Kriterien der Validität und des klinischen Nutzens von standardisierten Instrumenten sind die Kriterien der Interrater-Reliabilität und der Intrarater-Reliabilität im klinischen Alltag von besonderer Relevanz (Bartholomeyzcik 2007). Die Interrater-Reliabilität beschreibt das Ausmaß der Übereinstimmung von Einschätzungsergebnissen zwischen zwei Beobachtern und wird meistens in Reliabilitätskoeffizienten ausgedrückt, welche theoretisch zwischen -1 und +1 variieren können. Werte von -1 bis 0 bedeuten keine Reliabilität, Werte nahe +1 perfekte Reliabilität. Davon abzugrenzen ist die absolute Beurteilerübereinstimmung, die meist in Prozent angegeben wird und aussagt, wie übereinstimmend die ermittelten Werte oder Diagnosen waren.

Für die *Waterlow-Skala* wurden Beobachterübereinstimmungen in einer systematischen Übersichtsarbeit untersucht (Kottner et al. 2009b). Pflegende im englischsprachigen Raum stimmten bei der Ermittlung von Waterlow-Summenwerten zu 0% bis 57% exakt überein. Insbesondere die Items *„Ernährung"*, *„Hautzustand"* und *„Mobilität"* wiesen hohe Beurteilerdifferenzen auf.

Bååth et al. (2008) ermittelten für die schwedische Version der modifizierten Norton-Skala Reliabilitätskoeffizienten zwischen 0,6 bis 0,9 (Summenwerte). Die Items *„Flüssigkeitsaufnahme"* und *„Allgemeinzustand"* waren besonders unsicher zu beurteilen.

Die Interrater-Reliabilität für *Braden*-Summenwerte im deutschsprachigen Pflegeheimsetting variierte zwischen 0,3 und 1,0 (ICC). Die absoluten Übereinstimmungen schwanken zwischen 0% und 33%. Die maximale Differenz zwischen den Beurteilungen betrug 9 Braden-Summenwerte. Die Items *„Sensorische Wahrnehmung"* und *„Ernährung"* wiesen die geringsten Übereinstimmungen und Reliabilitäten auf (Kottner und Dassen 2008a,b). Für Braden-Summenwerte im häuslichen Pflegesetting in den Niederlanden betrug die

Interrater-Reliabilität 0,9 und die absolute Übereinstimmung circa zwei Drittel. Circa 4% der ermittelten Braden-Summenwerte für gleiche Klienten unterschieden sich um mehr als drei Punkte. Die Pflegenden erzielten die niedrigsten Übereinstimmungen für die Items *„Sensorische Wahrnehmung", „Feuchtigkeit"* und *„Ernährung"* (Kottner et al. 2009c). Im US-amerikanischen Krankenhaussetting wurden ebenfalls die meisten Nichtübereinstimmungen für die Items *„Sensorische Wahrnehmung"* und *„Ernährung"* erzielt. Eine Computer gestützte Schulung konnte die Übereinstimmung und Reliabilität nicht erhöhen (Magnan und Maklebust 2008a,b).

Insbesondere die Risikofaktoren Ernährung, Sensorische Wahrnehmung und Mobilität bereiten bezüglich ihrer Reliabilität und Übereinstimmung Probleme in der Praxis.

3.3.1.5 Ernährungsdefizite als Risikofaktor

Ernährungsdefizite zählen seit Jahren zu den Risikofaktoren für die Dekubitusentstehung (Bergstrom et al. 1987). Ob Ernährungsdefizite tatsächlich die individuelle Dekubitusgefährdung erhöhen, ist jedoch unklar (NPUAP und EPUAP 2009).

In der vorliegenden Literaturübersicht zeigte sich in 10 von 11 prospektiven Studien ein statistisch signifikanter Zusammenhang zwischen bestimmten Parametern für einen schlechten Ernährungszustand und einer erhöhten Dekubitusinzidenz. Mit einem erhöhten Dekubitusauftreten assoziiert waren niedrige *Albuminwerte* (Anthony et al. 2000, Formiga 2005, Lindgren et al. 2004, 2005, Terekeci et al. 2009), *Untergewicht* (Baumgarten et al. 2003, Lindgren et al. 2004), *Gewichtsverlust* (Lindgren et al. 2005), niedriger *BMI* (Lindgren et al. 2004, 2005, Terekeci et al. 2009), hohes Risiko für *ernährungsbedingte Komplikationen* (Baumgarten et al. 2006), *negative Energiebilanz* (Dvir et al. 2005), *Körperbau* (sowohl übergewichtig als auch „abgemagert") (Kwong et al. 2005), niedrige *Mini Nutritional Assessment*-Werte (Kagansky et al. 2005), *schlechte Nahrungsaufnahme* (Lindgren et al. 2004, 2005) und erhöhte *Nutritional Risk Screening-Werte* (Terekeci et al. 2009). Gleichzeitig wurden zwei Studien gefunden, in denen zwischen Dekubitus und erniedrigtem *BMI* (Baumgarten 2006) sowie Dekubitus und Ernährung (Kwong et al. 2005) kein signifikanter Zusammenhang nachgewiesen werden konnte.

In fünf retrospektiven Studien waren ein erhöhter *Hilfebedarf beim Essen* (Green et al. 1999), *Geschmacksveränderungen* (Green et al. 1999), *Gewichtsverlust* (Horn et al. 2004), *Probleme bei der oralen Nahrungsaufnahme* (Horn et al. 2004), *Mangelernährung* (Margolis et al. 2003) und *niedriger Albuminlevel* (Reed et al. 2003) signifikant mit der Dekubitusentstehung assoziert.

Eine starke Einschränkung der dargestellten Studien zur Rolle des Ernährungszustandes liegt in der Kürze des Beobachtungszeitraums und in der eher geringen Datenqualität. Werden

Parameter für Ernährungsdefizite in Zusammenhang mit Dekubitus gebracht, handelt es sich eher um eine Koinzidenz als um ein Ursache-Wirkungs-Verhältnis. Darüber hinaus werden bestehende Ernährungsdefizite von einigen Autoren als Marker für einen schlechten Gesundheitszustand interpretiert (Baumgarten et al. 2006).

3.3.1.6 Hautzustand als Risikofaktor

In verbreiteten Dekubitusrisikoskalen (z. B. Waterlow, Braden) und in der aktuellen NPUAP-EPUAP-Leitlinie (2009) wird der Einschätzung des Hautzustands als Dekubitusrisikofaktor besondere Bedeutung beigemessen. In Anlehnung an die erste Aktualisierung des Expertenstandards Dekubitusprophylaxe (DNQP 2004) wurde gezielt nach Studien gesucht, die den Zusammenhang zwischen Hautzustand und Dekubitusentstehung untersuchten.

Insgesamt wurden neun prospektive Studien, die einen möglichen Einfluss von erhöhter Hautfeuchtigkeit auf die Dekubitusentstehung untersuchten, gefunden. Die Ergebnisse sind heterogen und widersprüchlich. Einige Autoren ermittelten statistisch signifikante Zusammenhänge zwischen Dekubitusentstehung und *Urininkontinenz* (Baumgarten et al. 2006), *Stuhlinkontinenz* (Baumgarten et al. 2006) und sonstigen Ursachen für erhöhte *Hautfeuchtigkeit* (Bates-Jensen 2007, 2008, Suriadi 2007). In vier Studien konnten keine Zusammenhänge nachgewiesen werden (Baumgarten 2004, Lindgren 2004, Lepistö 2004, Reed 2003). In einer retrospektiven Studie wurde ein signifikanter Zusammenhang mit der Dekubitusentstehung und *Urin- und kombinierter Inkontinenz* belegt (Bergquist 2003).

Bei der Interpretation der Ergebnisse muss beachtet werden, dass in den dargestellten Studien nur oberflächliche Dekubitus (Grad 1 und 2) oder andere Hautdefekte in Zusammenhang mit Hautfeuchtigkeit untersucht wurden. Empirische Belege, dass Hautfeuchtigkeit tiefe Dekubitus verursacht, konnten nicht gefunden werden.

3.3.1.7 Zusammenfassung zu den Risikofaktoren und Skalen

Wie bereits von den Autorinnen der Literaturstudien zum Expertenstandard Dekubitusprophylaxe von 2000 und 2004 (Panfil 2000; Metzing 2004) festgestellt wurde, fehlen nach wie vor Belege dafür, dass der Einsatz von Risikoskalen zu einer Senkung der Dekubitusinzidenz führt, und es wurden ebenfalls keine Nachweise für die Überlegenheit einer Risikoskala gegenüber einer anderen gefunden. Zum Zeitpunkt der Ersteinschätzung und zum Einschätzungsintervall wurden keine Forschungsergebnisse gefunden.

Zusammenfassend lässt sich feststellen, dass Studien zur prädiktiven Validität von Risikoskalen limitiert sind und dass der klinische Nutzen von standardisierten Risikoskalen in der Praxis bis heute nicht belegt ist. Darüber hinaus weisen pflegerische Urteile basierend auf standardisierten Einschätzungen erhebliche Fehler auf.

Eine Kausalität zwischen zahlreichen diskutierten Faktoren wie Ernährungszustand oder Hautfeuchtigkeit und Dekubitusentstehung wurde bisher weder bewiesen noch widerlegt. Vergleichende Studien weisen darauf, dass das Dekubitusrisiko ein allgemeines Maß für gesundheitliche Einschränkungen und Pflegebedürftigkeit ist. Studienergebnisse unterstützen einen Zusammenhang zwischen dem Grad der Mobilität und der Wahrscheinlichkeit einen Dekubitus zu bekommen. Dieser Zusammenhang steht auch im Einklang mit der Theorie, dass die Hauptursache für Dekubitus lang andauernder Druck im Gewebe ist.

3.3.2 Präventive Maßnahmen

In den vorherigen Literaturstudien zum Expertenstandard Dekubitusprophylaxe (2000 & 2004) wurden die Themen Lagerung, Hilfsmittel, Ernährung und Hautpflege als dekubitusprophylaktische Maßnahmen besprochen. Somit standen diese auch im Fokus der vorliegenden Recherche.

3.3.2.1 Druckverteilende und druckentlastende Interventionen

Die aktuell eingeschlossenen systematischen Übersichtsarbeiten berücksichtigten die Studien der vorherigen Literaturanalysen zum Expertenstandard. Krapfl und Gray (2008) untersuchten in ihrer systematischen Übersichtsarbeit, welche fünf von 11 Qualitätskriterien nach AMSTAR (Shea et al. 2007) erfüllte, ob eine regelmäßige Wechsellagerung die Dekubitusinzidenz reduziert. Die Autoren schlossen zwei systematische Übersichtsarbeiten (Clark 1998, Reddy et al. 2006) und drei RCTs (Young 2004, Defloor et al. 2005, Vanderwee et al. 2006) in das Review ein. Vanderwee et al. (2007) verglichen die Dekubitusinzidenz Grad 2, 3 oder 4 zwischen Personen die alle 2 Stunden 30°-wechselgelagert wurden (n = 122) mit Personen, die alle 4 Stunden auf einer viskoelastischen Auflage 30°-wechselgelagert wurden (n = 113). Im Ergebnis wurde kein Unterschied festgestellt. Nach Defloor et al. (2005) resultierte die 4-stündliche 30°-Wechselagerung auf einer viskoelastischen Matratze in einer geringeren Dekubitusinzidenz Grad 2, 3 oder 4 im Vergleich zu 2- oder 3-stündlichen 30°-Wechsellagerungen auf Standardmatratzen. Young (2004) fand in einer methodisch mangelhaften Studie keinen Unterschied in der Dekubitusinzidenz zwischen der 30°- und 90°-Seitenlagerung. Basierend auf den eingeschlossenen Reviews und den primären Studien schlussfolgern Krapfl und Gray (2008), dass die 4-stündliche Wechsellagerung auf besonderen druckverteilenden Oberflächen genau so effektiv wie die 2-stündliche Wechsellagerung ist.

Der Effekt der manuellen Wechsellagerung auf die Dekubitusinzidenz soll ebenfalls in einem Cochrane Review untersucht werden. Leider findet sich in der Datenbank bis heute nur das entsprechende Protokoll (Young und Clark 2003).

Aufgrund mangelnder empirischer Evidenz zur Vermeidung von Dekubitus im Sitzen wird empfohlen, dass akut erkrankte Personen nicht länger als zwei Stunden sitzen sollten und danach mindestens eine Stunde nicht wieder sitzen sollten (Clark 2008). Zur Prävention von Fersendekubitus scheint die Freilagerung die effektivste Methode zu sein (Fowler et al. 2008).

Über spezielle druckverteilende viskoelastische oder dynamische Matratzen und Auflagen kann auf der Basis von drei methodologisch höherwertigen (7 bis 10 Qualitätskriterien nach AMSTAR (Shea et al. 2007)) systematischen Übersichtsarbeiten (Reddy et al. 2006, Nicosia et al. 2007, McInnes et al. 2008) festgestellt werden, dass sie im Vergleich zu Standardmatratzen die Dekubitusinzidenz senken **(EK Ia).** Allerdings besteht keine Evidenz darüber, dass bestimmte spezielle Matratzen und Auflagen anderen speziellen Matratzen und Auflagen bei der Senkung der Dekubitusinzidenz überlegen wären. Es gibt wenige und in der methodischen Qualität limitierte Befunde, dass druckverteilende OP-Tischauflagen und spezielle Schaffelle („Australian Medical Sheepskin") die Dekubitusinzidenz bei Krankenhauspatienten verringern können. Insbesondere die Studien zum „Australian Medical Sheepskin" sind von fraglicher Qualität und es wurden bislang nur oberflächliche Hautschäden untersucht (McGowan et al. 2000, Jolley et al. 2004). Ergebnisse zur Effektivität des „Australian Medical Sheepskin" im Pflegeheimsetting sind in Zukunft zu erwarten (Mistiaen et al. 2008).

Nakagami et al. (2006, 2007) untersuchten die Wirksamkeit der Applikation eines Hydrokolloids („Pressure Ulcer Preventive Device", PPD) mit feuchtigkeitsspendender Innenseite und reibungskraftreduzierender Außenfläche. Sie stellten fest, dass das PPD im Vergleich zur Applikation von Filmverbänden die Reibungskraft an den Fersen reduzieren kann (Nakagami et al. 2006) und dass die Inzidenz von nichtwegdrückbaren Rötungen (Grad 1 Dekubitus) am Trochanter major im Vergleich zur Nichtverwendung des PPD gesenkt werden kann (Nakagami et al. 2007). Da die Stichproben klein waren, die Untersuchungen methodologische Schwächen aufwiesen, höhergradige Dekubitus nicht untersucht wurden und Replikationsstudien fehlen, müssen die Ergebnisse zurückhaltend interpretiert werden.

Zusammenfassend lässt sich feststellen, dass es wenig externe Evidenz zu druckentlastenden Interventionen gibt. Allerdings steht fest, dass regelmäßige Druckentlastung durch Bewegung zentrales Element der Dekubitusprophylaxe ist. Spezielle Schaumstoffe und groß-zellige dynamische Systeme können im Vergleich zu Standardmatratzen und -auflagen zu einer Senkung der Dekubitusinzidenz beitragen. Es gibt hingegen keine Evidenz, dass spezielle Schaffelle wie das „Australian Medical Sheepskin" druckbedingte Gewebeschäden verhindern.

3.3.2.2 Ernährungsbezogene Maßnahmen

Im Rahmen der Literaturanalyse wurde nach Interventionen zur Ernährung mit einem dekubitusprophylaktischen Effekt gesucht, da dies in internationalen Leitlinien eine häufig erwähnte Intervention darstellt.

Es lagen vier systematische Übersichtsarbeiten zu ernährungsbezogenen Interventionen zur Dekubitusprävention vor, die Studien bis zum Jahr 2006 berücksichtigten (Langer et al 2003, Stratton et al. 2005, Milne et al. 2006, Reddy et al. 2006). Nur das Cochrane Review von Langer et al. (2003) erfüllte 9 von 11 Qualitätskriterien nach AMSTAR (Shea et al. 2007) und wird hier beschrieben.

Langer et al. (2003) bewerteten Studien zu Effekten von enteraler und parenteraler Ernährung auf die Dekubitusinzidenz und Heilungsrate bestehender Dekubitalulzera. Sie konnten nur eine Studie (Bourdel-Marchasson et al. 2000) ausfindig machen, die ihren methodischen Anforderungen entsprach, drei andere Untersuchungen hatten eine zu kleine Stichprobengröße (Delmi et al. 1990, Hartgrink et al. 1998, Houwing et al. 2003). Zwar wurde in dem multizentrischen RCT von Bourdel-Marchasson et al. (2000) nachgewiesen, dass Ernährungssupplemente die Rate neu auftretender Dekubitus senken (RR: 0,83, 95% KI: 0,70-0,99), jedoch kommen Langer et al. zu dem Schluss, dass insgesamt ein Wirksamkeitsnachweis der genannten Maßnahmen noch aussteht **(EK Ia).**

Zusammenfassend lässt sich feststellen, dass es keine Evidenz gibt, dass spezielle Ernährungsinterventionen Dekubitus verhindern können.

3.3.2.3 Maßnahmen zur Förderung der Gewebetoleranz

Es konnten zwei Literaturübersichten zum Thema Haut- und Inkontinenzpflege zur Dekubitusprävention gefunden werden. Das schon mehrfach zitierte Review von Reddy et al. (2006) wertete auch drei RTCs zur Hautpflege aus, von denen bei zwei die Dekubitusinzidenz gesenkt werden konnten (Torra i Bou 2005, Green 1974) und bei einem weiteren nicht (van der Cammen 1987). Sie schlussfolgern, dass Feuchtigkeitspflege der Haut im Sakralbereich wirksam sein könnte.

Es konnten 12 weitere Interventionsstudien gefunden werden, von denen keine das Einschlusskriterium mindestens vier von sechs Kriterien des Cochrane Collaboration's tool for assessing risk of bias (Higgins und Altmann 2008) erfüllten (Bale et al. 2004, Bates-Jensen et al. 2003a,b, Benoit und Watts 2007, Clever et al. 2002, Cooper et al. 2008, Fader et al. 2003, Hunter et al. 2003, Lyder et al. 2002, Meaume et al. 2002, Palmieri et al. 2005, Thompson et al. 2005). Die methodischen Mängel kamen unter anderem aufgrund fehlender Kontrollgruppen, mangelnder Risikoadjustierung, fehlender Confounderkontrolle (z. B. zusätzliche präventive Maßnahmen wie Druckentlastung), fehlenden Angaben zur Stichprobe zustande oder es handelte sich um reine Anwendungsbeobachtungen. Methodologisch hochwertige Interventionsstudien zu übrigen Risikofaktoren wurden nicht gefunden.

3.3.2.4 Zusammenfassung zu den Interventionen

In den vorherigen Literaturanalysen zum Expertenstandard (Panfil 2000, Metzing 2004) wurde eine widersprüchliche Studienlage zu (epidemiologischen) Zusammenhängen zwischen Dekubitus und Inkontinenz beschrieben. Bezüglich der Wirksamkeit von Hautpflegestrategien sind seit 2002 keine hochwertigen Studien hinzugekommen. Es gibt lediglich neuere Literaturübersichten, aus denen aber keine klaren Empfehlungen hinsichtlich der Dekubitusprophylaxe abgeleitet werden können. Zu den nicht empfohlenen Interventionen (Massage, Kälte-Wärme-Behandlung und hyperämisierende Salben) gibt es keine neuen Untersuchungen. Es gibt keinen eindeutigen empirischen Beleg, dass spezielle Ernährungs- oder Hautpflegeinterventionen Dekubitus verhindern können. Die Förderung einer bedarfs- und bedürfnisgerechten Ernährungssituation und einer physiologischen Hautbeschaffenheit ist grundsätzlich Bestandteil pflegerischen Handelns.

3.3.3 Patientenedukation

Die generelle Bedeutsamkeit von Patientenschulungen und Stärkung der Patientensouveränität war nicht Gegenstand dieser Literaturrecherche, sondern der Fokus lag auf Studien, die im Zusammenhang mit der Dekubitusprävention standen. Es fanden sich insgesamt drei Arbeiten dazu, alle durchgeführt an Patienten mit Rückenmarksverletzungen.

In einem RCT von Garber et al. (2002) wurde die Effektivität eines Schulungsprogramms für Patienten mit Rückenmarksverletzungen bzw. multipler Sklerose hinsichtlich deren Wissenszuwachses und -erhaltes untersucht. Die Interventionsgruppe erhielt gegen Ende des Krankenhausaufenthaltes eine vierstündige Schulung (über vier Termine à 1 Stunde, davon eine Stunde mit Angehörigen) über Dekubitusprävention und -management, schriftliches Informationsmaterial sowie ein strukturiertes Follow up über zwei Jahre nach der Entlassung. In dieser Zeit erhielten die Teilnehmer monatliche Anrufe mit Fragen zu ihrem Hautzustand und ihrem präventiven Verhalten. Ferner wurden sie während des Telefonats an Verhaltensweisen erinnert, die sie im Gespräch nicht genannt hatten. Die Vergleichsgruppe erhielt im Krankenhaus eine nicht näher beschriebene Standardschulung sowie ebenfalls ein telefonisches Follow up, allerdings nur mit Fragen zum Hautzustand. Beide Gruppen konnten ihr Wissen steigern, die Interventionsgruppe um 20%, die Kontrollgruppe um 10% ($p < 0{,}03$) **(EK IIa).**

Vom Effekt dieses Programms auf den Hautzustand der Patienten wurde von der gleichen Forschergruppe sechs Jahre später berichtet (Rintala 2008), allerdings mit zwei Kontrollgruppen. Die eine erhielt nur die Follow up-Anrufe mit Fragen zum Hautzustand und keine Schulung. Die zweite Kontrollgruppe erhielt ebenfalls keine Schulung und nur ein schriftliches Follow up mit Fragen zum Hautzustand. Die Interventionsgruppe war signifikant länger dekubitusfrei als die beiden Kontrollgruppen, welche sich voneinander nicht signifikant unterschieden. Die Autoren schlussfolgerten, dass dieses kombinierte Schulungsangebot wirksam das Auftreten eines Dekubitus verzögert. Die Studie hatte jedoch methodologische Schwächen (2 von 6 Qualitätskriterien nach dem Cochrane Collaboration's tool for assessing risk of bias (Higgins und Altmann 2008)).

In einer qualitativen Studie erfassten Schubart et al. (2008) den Schulungsbedarf von Patienten hinsichtlich Prävention und Früherkennung von Dekubitus. Auch in dieser Studie wurden Erwachsene mit Rückenmarksverletzungen befragt. Folgende Schulungsbedarfe konnten anhand der Interviews identifiziert werden:

1) Patienten und ihre pflegenden Angehörigen sollten sich bewusst sein, dass ein lebenslanges Dekubitusrisiko besteht, diese sind ein ernstzunehmendes Gesundheitsproblem.
2) Patienten sollten Verantwortung für ihre Hautpflege übernehmen und sich ermutigt fühlen, mit professionellen Akteuren zu kooperieren.
3) Patienten benötigen Präventionsstrategien, die auf ihr funktionelles und Aktivitätslevel abgestimmt sind und die an Veränderungen des Dekubitusrisikos angepasst werden können.

Die Autoren merken an, dass sich Schulungsbedarfe dieser Patientenpopulation möglicherweise von den Bedürfnissen von Patienten mit anderen Erkrankungen unterscheiden **(qual.).**

Zusammenfassend kann festgestellt werden, dass bei Patienten mit Rückenmarksverletzungen eine Kombination aus Schulung und telefonischer Betreuung besser ist als eine einzelne Schulung.

3.3.4 Informationsweitergabe und Kontinuität der Versorgung

Im Rahmen dieser Literaturstudie konnten keine Studien identifiziert werden, die die Bedeutung von Informationsweitergabe (z. B. über ein bestehendes Dekubitusrisiko) an alle beteiligten Berufsgruppen sowie die Sinnhaftigkeit von kontinuierlicher Durchführung von geplanten Maßnahmen befürworten oder widerlegen. Bezüglich des Zusammenhangs zwischen der Entstehung von Dekubitus und Informationsweitergabe besteht weiterer Forschungsbedarf. (Siehe auch Expertenstandard „Entlassungsmanagement", DNQP 2009).

3.3.5 Evaluation der prophylaktischen Maßnahmen

Die Studienlage zur Kompetenz von Pflegekräften, den Hautzustand zu beurteilen und die Diagnose „Dekubitus (ja/nein)" zu stellen, ist unübersichtlich.

In einer systematischen Übersichtsarbeit wurden 24 Studien zur Interrater-Reliabilität und Übereinstimmung von Dekubitusklassifikationen bewertet und analysiert (Kottner et al.

2009d). Obwohl die Ergebnisse kaum vergleichbar und teilweise widersprüchlich sind, scheinen die meisten Fehler bei der Diagnose von Dekubitus Grad 1 aufzutreten und die Abgrenzung oberflächlicher Dekubitus von anderen Hautschäden scheint problematisch zu sein. Die Mehrheit der in dieser Arbeit einbezogenen Studien und die aktuell zur Verfügung stehenden Studien zur Einschätzung des Hautzustandes basieren auf Fotos und Abbildungen (z. B. Beeckman et al. 2008, Kottner et al. 2009e). Da die Übertragbarkeit diagnostischer Kompetenz basierend auf Abbildungen in die tägliche Praxis nicht gewährleistet ist, wurden diese Studien von der weiteren Analyse ausgeschlossen.

In einer quasi-experimentellen Studie wurden statistisch signifikant mehr Krankenhauspatienten und Pflegeheimbewohner mit Dekubitus Grad 1 erkannt, wenn die gerötete Hautstelle mit dem „Fingertest" anstatt mit einer transparenten Plastikscheibe diagnostiziert wurde. Die Unterschiede betrafen alle Körperstellen (Kottner et al. 2009f). Da die Diagnose Grad 1 Dekubitus (ja/nein) signifikant von der Erhebungsmethode abhängt, schlussfolgern die Autoren, dass Prävalenz- und Inzidenzangaben unter Ausschluss von Grad 1 erfolgen sollten. Die Studie lässt keine konkrete Aussage zu, welche Methode die genauere ist.

Die Übereinstimmung zwischen geschulten Pflegekräften in der Diagnose von Grad 1 Dekubitus im häuslichen Setting in den Niederlanden betrug 96% und die Interrater-Reliabilität betrug ungefähr 0.9 (Kottner et al. 2009c). Die meisten Nichtübereinstimmungen traten bei der Abgrenzung von Grad 1 zu intakter Haut auf. Dieser Befund deckt sich mit Ergebnissen im deutschen Pflegeheimsetting: Bei der Beurteilung von Grad 1 Dekubitus stimmten die Pflegekräfte in keinem Fall überein. Die Interrater-Reliabilität für Grad 2, 3 oder 4 Dekubitus betrug ungefähr 0,7 (Kottner und Dassen 2008c). Dekubitusspezifische Studien zur Wirksamkeit von evaluativen Strategien konnten in der Literatur nicht identifiziert werden.

Es lässt sich zusammenfassen, dass sich Grad 1 Dekubitus (nichtwegdrückbare Rötungen) schwer diagnostizieren lassen und die Urteile einzelner Pflegekräfte erhebliche Fehler beinhalten. Gewebedefekte mit sichtbarer Zerstörung der Epidermis sind eindeutiger erkennbar. Die Abgrenzung von oberflächigen Dekubitus gegenüber feuchtigkeitsbedingten Hautschäden ist ebenfalls schwierig. Die Unsicherheiten in der Diagnostik sind unter anderem damit zu erklären, dass Dekubitus basierend auf der Ätiologie definiert sind, diese jedoch oftmals unbekannt ist, wenn Personen Hautschäden aufweisen (vgl. Kapitel 2.3.1.1).

3.3.6 Komplexe Maßnahmen

Gut durchgeführte kontrollierte Studien können empirische Belege liefern, ob einzelne Interventionen und Maßnahmen einen Effekt haben. Es gibt jedoch auch Untersuchungen, die die Wirksamkeit ganzer Maßnahmenbündel unter weniger kontrollierten Bedingungen untersuchten (efficacy). Die Aussagekraft dieser Studien ist limitiert, da die genaue Zuordnung eines Effekts zu einer bestimmten Intervention nicht möglich ist, dennoch liefern diese

Studienergebnisse Hinweise, ob komplexe dekubitusprophylaktische Strategien überhaupt zu messbaren Praxisverbesserungen führen können.

De Laat et al. (2006) erhoben Dekubitusprävalenzen vor und nach der Einführung einer Leitlinie zur Dekubitusprävention in Kombination mit viskoelastischen Matratzen in einen Universitätskrankenhaus. Sowohl vier als auch sechs Monate danach sank die Prävalenz von Dekubitus Grad 2 bis 4 von 11% auf 7%.

Auf zwei Intensivstationen führten Padula et al. (2008) umfangreiche Schulungsmaßnahmen durch: Es wurde unter anderem ein Video zur Verwendung der Braden-Skala gezeigt, Forschungsergebnisse und Fallstudien vorgestellt, Übungen im Umgang mit der Braden-Skala durchgeführt, weitere Risikofaktoren (z. B. Alter, Erkrankungen) diskutiert. Im Anschluss wurden die Pflegenden im Umgang mit präventiven Maßnahmen geschult, z. B. Wechsel- und Freilagerung, Low-Air-Loss-Matratzen. Obwohl im Ergebnis mehr Risikoeinschätzungen und prophylaktische Maßnahmen durchgeführt wurden, gab es keinen Unterschied in der Prävalenz. Deshalb schlussfolgern die Autoren, dass ein gewisser Anteil von Dekubitus unvermeidbar ist. Andererseits zeigten Milne et al. (2009), dass im akuten Langzeitpflegebereich die Implementierung eines Risikoassessments und die Schulung der Pflegenden die Dekubitusprävalenz senken konnte.
Mit Hilfe einer auf Einrichtungsgröße und Personalausstattung adjustierten Analyse von Daten des MDS (RAI), zu Dekubitus, zum Zeitdruck im Beruf und zum Gefühl des ungerecht behandelt Werdens, kommen Pekkarinen et al. (2008) zu dem Schluss, dass es einen signifikanten Zusammenhang zwischen selbst empfundenen Zeitdruck und Dekubitusprävalenz gibt. Die Autoren schlussfolgern, dass Verbesserungen in der Dekubitusprophylaxe nur in fördernden Arbeitsumgebungen funktionieren.

Zusammenfassend lässt sich feststellen, dass die Studienlage zur Senkung der Dekubitushäufigkeit durch Implementierung komplexer Maßnahmen widersprüchlich ist. Es fehlen eindeutige empirische Belege, dass beispielsweise Schulungen das Vorkommen von Dekubitus vermindern.

3.4 Literatur

1. Anthony, D.; Clark, M.; Dallender, J. (2000): An optimization of the Waterlow score using regression and artificial neural networks. Clinical Rehabilitation 14:102-109.
2. Anthony, D.; Parbotheeah, S.; Saleh, M.; Papanikolaou, P. (2008): Norton, Waterlow and Braden scores: a review of the literature and a comparison between the scores and clinical judgement. Journal of Clinical Nursing 17: 646-653.
3. Aoi, N.; Yoshimura, K.; Kadono, T.; Nakagami, G.; Iizuka, S.; Higashino, T.; Araki, J.; Koshima, I.; Sanada, H. (2009): Ultrasound assessment of deep tissue injury in pressure ulcers: possible prediction of pressure ulcer progression. Plastic and Reconstructive Surgery 124(2): 540-550.
4. AWMF (Arbeitsgemeinschaft der Wissenschaftlichen Medizinischen Fachgesellschaften), ÄZQ (Ärztliche Zentralstelle Qualitätssicherung) (2001): 5. Systematische Evidenz-Recherche. Z Arztl Fortbild Qualitatssich 95(Suppl 1):35-43.
5. Ayello, E.A.; Capitulo, K.L; Fowler, E.; Krasner, D.L.; Mulder, G.; Sibbald, G.; Yankowsy, K.W. (2009): Legal issues in the care of pressure ulcer patients: key concepts for health care providers: a consensus paper from the International Expert Wound Care Advisory Panel. Journal of Palliative Medicine 12(11): 995-1008.
6. Bååth, C.; Hall-Lord, M-L.; Idvall, E. (2008): Interrater reliability using Modified Norton Scale, Pressure Ulcer Card, Short Form-Mini Nutritional Assessment by registered and enrolled nurses in clinical practice. Journal of Clinical Nursing 17: 618-626.
7. Bale, S.; Tebble, N.; Jones, V.; Price, P. (2004): The benefits of implementing a new skin care protocol in nursing homes. Journal of Tissue Viability 14:44-50.
8. Balzer, K.; Pohl, C.; Dassen, T.; Halfens, R. (2007): The Norton, Waterlow, Braden, and Care Dependency Scales. Journal of Wound Ostomy and Continence Nursing 34(4): 389-398.
9. Bartholomeyczik, S. (2007): Kritische Anmerkungen zu standardisierten Assessmentinstrumenten in der Pflege. Pflege 20(4):211-217.
10. Bates-Jensen, B.M.; Alessi, C.A.; Al-Samarrai, N.R.; Schnelle, J.F. (2003a): The effects of an exercise and incontinence intervention on skin health outcomes in nursing home residents. Journal of the American Geriatrics Society Soc 51:348-355.
11. Bates-Jensen, B.M.; Cadogan, M.; Osterweil, D.; Levy-Storms, L.; Jorge, J.; Al-Samarrai, N.; Grbic, V.; Schnelle, J.F. (2003b): The minimum data set pressure ulcer indicator: does it reflect differences in care processes related to pressure ulcer prevention and treatment in nursing homes? Journal of the American Geriatrics Society Soc 51:1203-1212.
12. Bates-Jensen, B.M.; McCreath, H.E.; Kono, A.; Apeles, N.C.; Alessi, C. (2007): Subepidermal moisture predicts erythema and stage 1 pressure ulcers in nursing home residents: a pilot study. Journal of the American Geriatrics Society Soc 55:1199-1205.
13. Bates-Jensen, B.M.; McCreath, H.E.; Pongquan, V.; Apeles, N.C. (2008): Subepidermal moisture differentiates erythema and stage I pressure ulcers in nursing home residents. Wound Repair and Regeneration 16:189-197.
14. Baumgarten, M.; Margolis, D.; Gruber-Baldini, A.L.; Zimmerman, S.; German, P.; Hebel, J.R.; Magaziner, J. (2003): Pressure ulcers and the transition to long-term care. Advances in Skin & Wound Care 16:299-304.

15. Baumgarten, M.; Margolis, D.; van Doorn, C.; Gruber-Baldini, A.L.; Hebel, J.R.; Zimmerman, S.; Magaziner, J. (2004): Black/White differences in pressure ulcer incidence in nursing home residents. Journal of the American Geriatrics Society Soc 52:1293-1298.

16. Baumgarten, M.; Margolis, D.J.; Localio, A.R.; Kagan, S.H.; Lowe, R.A.; Kinosian, B.; Holmes, J.H.; Abbuhl, S.B.; Kavesh, W.; Ruffin, A. (2006): Pressure ulcers among elderly patients early in the hospital stay. Journal of Gerontology Series A: Biological Sciences and Medical Sciences 61:749-754.

17. Beeckman, D.; Schoonhoven, L.; Boucqué, H.; Van Maele, G.; Defloor, T. (2008): Pressure ulcers: e-learning to improve classification by nurses and nursing students. Journal of Clinical Nursing 17(13):1697-1707.

18. Benoit, R.A.; Watts, C. (2007): The effect of a pressure ulcer prevention program and the bowel management system in reducing pressure ulcer prevalence in an ICU setting. Journal of Wound, Ostomy and Continence Nursing 34:163-175; quiz 176-167.

19. Bergquist, S. (2003): Pressure ulcer prediction in older adults receiving home health care: implications for use with the OASIS. Advances in Skin & Wound Care 16:132-139.

20. Bergstrom, N.; Braden, B.; Laguzza, A.; Holman, V. (1987): The Braden Scale for predicting pressure sore risk. Nursing Research 36(4): 205–210.

21. Bolton, L. (2007): Which pressure ulcer risk assessment scales are valid for use in the clinical setting? Journal of Wound Ostomy and Continence Nursing 34 (4): 368-381.

22. Bourdel-Marchasson, I.; Dumas, F.; Pinganaud, G.; Emeriau, J.P.; Decamps, A. (1997): Audit of percutaneous endoscopic gastrostomy in long-term enteral feeding in a nursing home. International Journal for Quality in Health Care 9:297-302

23. Bundesgeschäftstelle für Qualitätssicherung (BQS) (Hrsg.) (2009): Qualität sichtbar machen. BQS-Qualitätsreport 2008.

24. Busch, C.; Stausberg, J.; Schneider, H. et al. (2005): Wie viel kostet die Dekubitusprophylaxe und –therapie im Akutkrankenhaus? Vortrag auf dem 122. Kongress der Deutschen Gesellschaft für Cirurgie

25. Capon, A.; Pavoni, N.; Mastromattei, A.; Di Lallo, D. (2007): Pressure ulcer risk in long-term units: prevalence and associated factors. Journal of Advanced Nursing 58(3): 263-272.

26. Chan, W.S.; Pang, M.C.; Kwong, E.W.Y. (2009): Assessing predictive validity of the modified Braden scale for prediction of pressure ulcer risk of orthopaedic patients in an acute care setting. Journal of Clinical Nursing 18: 1565-1573.

27. Clark, M.; Rowland, L.B. (1989): Comparison of contact pressures measured at the sacrum of young and elderly subjects. Journal of Biomedical Engineering 11: 197–199.

28. Clark, M. (2008): Guidelines for seating in pressure ulcer prevention and management. Nursing Times 105(16): 40-41.

29. Clever, K.; Smith, G.; Bowser, C.; Monroe, K. (2002): Evaluating the efficacy of a uniquely delivered skin protectant and its effect on the formation of sacral/buttock pressure ulcers. Ostomy/Wound Management 48: 60-67

30. Collier, M.; Moore, Z. (2006): Etiology and risk factors. In: Romanelli, M. (Hrsg.): Science and practice of pressure ulcer management. London: Springer.

31. Compton, F.; Strauß, M.; Horting, T.; Frey, J.; Hoffmann, F.; Zidek, W.; Schäfer, J.-H. (2008): Validität der Waterlow-Skala zur Dekubitusrisikoeinschätzung auf der Intensivstation: eine prospektive Untersuchung an 698 Patienten. Pflege 21: 37-48.

32. Cooper, P.; Gray, D.; Russell, F. (2008): Comparing Tena Wash Mousse with Clinisan Foam Cleanser: the results of a comparative Study. Wounds UK 4:12-21.

33. Delmi, M., Rapin, C.H., Bengoa, J.M., Delmas, P.D., Vasey, H., Bonjour, J.P. (1990): Dietary supplementation in elderly patients with fractured neck of the femur. Lancet 335:1013-1016.

34. Defloor, T.; Grypdonck, M.F.H. (2004): Validation of pressure ulcer risk assessment scales: a critique. Journal of Advanced Nursing 48(6): 613-621.

35. Defloor, T.; Grypdonck, M.F. (2005): Pressure Ulcers: validation of two risk assessment scales. Journal of Clinical Nursing 14(3):378–382.

36. De Laat EH, Schoonhoven L, Pickkers P, Verbeek AL, Van Achterberg T. (2006): Implementation of a new policy results in a decrease of pressure ulcer frequency. Int J Qual Health Care 18(2):107-12.

37. Deutsches Netzwerk für Qualitätsentwicklung in der Pflege (DNQP) (Hrsg.) (2004): Expertenstandard Dekubitusprophylaxe in der Pflege. Entwicklung, Konsentierung, Implementierung. Osnabrück: DNQP

38. Deutsches Netzwerk für Qualitätsentwicklung in der Pflege (DNQP) (2007): Methodisches Vorgehen zur Entwicklung, und Einführung von Expertenstandards in der Pflege. Osnabrück: DNQP

39. Dvir, D.; Cohen, J.; Singer, S. (2006): Computerized energy balance and complications in critically ill patients: An observational study. Clinical Nutrition 25:37-44.

40. Eberhardt, S.; Heinemann, W.; Kulp, W.; Greiner, W.; Leffmann, C.; Leutenegger, J.; Anders, J.; Pröfener, F.; Balmaceda, U.; Cordes, O.; Zimmermann, U.; Graf von Schulenburg, J.-M. (2005): Dekubitusprophylaxe und –therapie. Köln: Deutsche Agentur für Health Technology Assessment des Deutschen Instituts für Medizinische Dokumentation und Information.

41. Fader, M.; Clarke-O'Neill, S.; Cook, D.; Dean, G.; Brooks, R.; Cottenden, A.; Malone-Lee, J. (2003): Management of night-time urinary incontinence in residential settings for older people: an investigation into the effects of different pad changing regimes on skin health. Journal of Clinical Nursing 12: 374-386.

42. Farid, K.J. (2007): Applying observations from forensic science to understanding the development of pressure ulcers. Ostomy Wound Management 53(4):26-44.

43. Fernandes, L.M.; Caliri, M. (2008): Using the Braden and Glasgow scales to predict pressure ulcer risk in patients hospitalized at intensive care units. Revista Latino-americana de Enfermagem 16(6):973-8.

44. Feuchtinger, J.; Halfens, R.; Dassen, T. (2007): Pressure ulcer risk assessment immediately after cardiac surgery – does it make a difference? A comparison of three pressure ulcer risk assessment instruments within a cardiac surgery population. Nursing in Critical Care 12(1): 42-49.

45. Formiga F, Chivite D, Mascaró J, Ramón JM, Pujol R. (2005): No correlation between mini-nutritional assessment (short form) scale and clinical outcomes in 73 elderly patients admitted for hip fracture. Aging Clin Exp Res.17(4):343-6.

46. Fowler, E.; Scott-Williams, S.; McGuire, J. (2008): Practice recommendations for preventing heel pressure ulcers. Ostomy Wound Management 54(10): 42-57.

47. Gallagher, P.; Barry, P.; Hartigan, I.; McCluskey, P.; O'Connor, K.; O'Connor, M. (2008): Prevalence of pressure ulcers in three university teaching hospitals in Ireland. Journal of Tissue Viability 17: 103-109.

48. Garber, S.L.; Rintala, D.H.; Holmes, S.A.; Rodriguez, G.P.; Friedman, J. (2002): A structured educational model to improve pressure ulcer prevention knowledge in veterans with spinal cord dysfunction. Journal of Rehabilitation Research & Development 39:575-588.

49. Gefen, A. (2008): How much time does it take to get a pressure ulcer? Integrated evidence from human, animal, and in vitro studies. Ostomy Wound Management 54(10): 26-35.

50. Gerlach C, Otzen I, Küttel R, Heller R, Lercher M. (2008): Inzidenz und Risikoerfassung von Dekubitus: Ergebnisse einer Qualitätsmessung des Verein Outcome in Schweizer Akutspitälern. Pflege 21:75-84.

51. Green, M.F.; Exton-Smith, A.N.; Helps, E.P. (1974): Prophylaxis of pressure sores using a new lotion. Modern Geriatr 4:376-382.

52. Green, S.M.; Winterberg, H.; Franks, P.J.; Moffatt, C.J.; Eberhardie, C.; McLaren, S. (1999): Nutritional intake in community patients with pressure ulcers. Journal of Wound Care 8:325-330.

53. Großkopf, V.; Klein, H. (2007): Recht in Medizin und Pflege. Spitta Verlag, Balingen.

54. Gunningberg, L.; Stotts, N.A. (2008): Tracking quality over time: what do pressure ulcer data show? International Journal of Quality in Health Care 20(4): 246-253.

55. Hartgrink, H.H.; Wille, J.; Konig, P.; Hermans, J.; Breslau, P.J. (1998): Pressure sores and tube feeding in patients with a fracture of the hip: a randomized clinical trial. Clinical Nutrition 17:287-292.

56. Higgins, JPT.; Altman, DG. (2008): Chapter 8: Assessing risk of bias in included studies. In: Higgins JPT.; Green, S. (Hrsg.): Cochrane Handbook for Systematic Reviews of Interventions. Chichester: John Wiley & Sons.

57. Hopkins, A.; Dealey, C.; Bale, S.; Defloor, T.; Worboys, F. (2006): Patient stories of living with a pressure ulcer. Journal of Advanced Nursing 56: 345-353.

58. Horn, S.D.; Bender, S.A.; Bergstrom, N.; Cook, A.S.; Ferguson, M.L.; Rimmasch, H.L.; Sharkey, S.S.; Smout, R.S.; Taler, G.A.; Voss, A.C. (2002): Description of the National pressure Ulcer Long-Term Care Study. Journal of the American Geriatrics Society 50:1816-1825.

59. Horn, S.D.; Bender, S.A.; Ferguson, M.L.; Smout, R.J.; Bergstrom, N.; Taler, G.; Cook, A.S.; Sharkey, S.S.; Voss, A.C. (2004): The National Pressure Ulcer Long-Term Care Study: pressure ulcer development in long-term care residents. Journal of the American Geriatrics Society 52:359-367.

60. Houwing, R.H.; Rozendaal, M.; Wouters-Wesseling, W.; Beulens, J.W.; Buskens, E.; Haalboom, J.R. (2003): A randomised, double-blind assessment of the effect of Nutritional supplementation on the prevention of pressure ulcers in hip-fracture patients. Clinical Nutrition 22:401-405.

61. Hunter, S.; Anderson, J.; Hanson, D.; Thompson, P.; Langemo, D.; Klug, M.G. (2003): Clinical trial of a prevention and treatment protocol for skin breakdown in two nursing homes. Journal of Wound, Ostomy and Continence Nursing   30:250-258.

62. Jolley, D.J.; Wright, R.; McGowan, S.; et al. (2004): Preventing pressure ulcers with the Australian Medical Sheepskin: an open label randomised controlled trial. Medical Journal of Australia 180: 324–327.

63. Kagansky, N.; Berner, Y.; Koren-Morag, N.; Perelman, L.; Knobler, H.; Levy, S. (2005): Poor Nutritional habits are predictors of poor outcome in very old hospitalized patients. American Journal of Clinical Nutrition 82:784-791; quiz 913-784.

64. Klein, B.; Gaugisch, P.; Weiss, V.; Wolfsteiner, C. (2005): Pflege Ohne Druck: Eine Studie im Auftrag des Bayerischen Staatsministeriums für Arbeit und Sozialordnung, Familie und Frauen. Fraunhofer Institut Arbeitswirtschaft und Organisation.

65. Konishi, C.; Sugama, J.; Sanada, H.; Okuwa, M.; Konya, C.; Nishizawa, T.; Shimamura, K. (2008): A prospective study of blanchable erythema among university hospital patients. International Wound Journal 5: 470-475.

66. Kottner, J.; Balzer, K.; Dassen, T.; Heinze, S. (2009a): Pressure ulcers: a critical review of definitions and classifications. Ostomy Wound Management 55(9): 22-29

67. Kottner, J.; Dassen, T. (2008a): An interrater reliability study of the Braden scale in two nursing homes. International Journal of Nursing Studies 45: 1501-1511.

68. Kottner, J.; Dassen, T. (2008b): Die Interrater-Reliabilität der Braden-Skala. Pflege 21/2: 85-94.

69. Kottner, J.; Dassen, T. (2008c): Dekubitusprävalenzmessungen und Interrater-Reliabilität. Pflegewissenschaft 10: 499-503.

70. Kottner, J.; Dassen, T.; Heinze, C. (2009e): Diagnose und Klassifikation von Dekubitus und anderen Hautschäden: Interrater-Reliabilität und Übereinstimmung. Pflegezeitschrift 62: 225-230.

71. Kottner, J.; Dassen, T.; Lahmann, N. (2009f). Comparison of two skin examination methods for grade 1 pressure ulcers. Journal of Clinical Nursing 18: 2464-2469.

72. Kottner, J.; Dassen, T.; Tannen, A. (2009b): Inter- and intrarater reliability of the Waterlow pressure sore risk scale: a systematic review. International Journal of Nursing Studies 46: 369-379.

73. Kottner, J.; Halfens, R.; Dassen, T. (2009c): An interrater reliability study of the assessment of pressure ulcer risk using the Braden scale and the classification of pressure ulcers in a home care setting. International Journal of Nursing Studies 46: 1307-1312.

74. Kottner; J.; Raeder, K.; Halfens, R.; Dassen, T. (2009d): A systematic review of interrater reliability of pressure ulcer classification systems. Journal of Clinical Nursing 18: 315-336.

75. Krapfl, L.A.; Gray, M. (2008): Does regular positioning prevent pressure ulcers? Journal of Wound Ostomy and Contintence Nursing 35(6): 571-577)

76. Kröger, K.; Niebel, W.; Maier, I.; Stausberg, J.; Gerber, V.; Schwarzkopf, A. (2009): Prevalence of pressure ulcers in Germany in 2005: Data from the Federal Statistical Office. Gerontology 55: 281-287.

77. Kwong, E.; Pang, S.; Wong, T.; Ho, J.; Shao-ling, X.; Li-jun T. (2005): Predicting pressure ulcer risk with the modified Braden, Braden, and Norton scales in acute care hospitals in Mainland China. Applied Nursing Research 18(2): 122-128.

78. Langer, G.; Schloemer, G.; Knerr, A.; Kuss, O.; Behrens, J. (2003): Nutritional interventions for preventing and treating pressure ulcers. Cochrane Database Syst Rev:CD003216.

79. Lahmann, N.; Kottner, J.; Heinze, C.; Schmitz, G.; Tannen, A. (2009): Bundesweite Erhebung zu Pflegeproblemen 2009. Charité-Universitätsmedizin Berlin, Berlin.

80. Leffmann, C.J. (2004): Qualitätssicherung in der Dekubitusprophylaxe. Zeitschrift für Gerontologie und Geritrie 37: 100-108.

81. Lepisto, M.; Eriksson, E.; Hietanen, H.; Lepisto, J.; Lauri, S. (2004): Developing a pressure ulcer risk assessment scale for patients in long-term care. Ostomy/Wound Management 52: 34-46.

82. Lindenberg, E.; Mayer, H.; Panfil.; Evers, G. (2003): Die Prävalenz von Dekubitus in der ambulanten Pflege. Printernet 5: 1-6.

83. Lindgren, M.; Unosson, M.; Fredrikson, M.; Ek, A.C. (2004): Immobility – a major risk factor for development of pressure ulcers among adult hospitalized patients: a prospective study. Scandinavian Journal of Caring Sciences 18: 57–64.

84. Lindgren, M.; Unosson; M.; Krantz, A-M.; Ek, A-C. (2005): Pressure ulcer risk factors in patients undergoing surgery. Journal of Advanced Nursing 50(6): 605-612.

85. Lyder, C. (2002): Cost effectiveness of wound management in long-term care. Director 10:100-102.

86. Lyder, C.H.; Shannon, R.; Empleo-Frazier, O.; McGeHee, D.; White, C. (2002): A comprehensive program to prevent pressure ulcers in long-term care: exploring costs and outcomes. Ostomy Wound Management 48: 52-62.

87. Lynn, J.; West, J.; Hausmann, S.; Gifford, D.; Nelson, R.; McGann, P.; Bergstrom, N.; Ryan, J.A. (2007): Collaborative clinical quality improvement for pressure ulcers in nursing homes. Journal of the American Geriatrics Society 55(10):1663-1669.

88. Magnan, M.A.; Maklebust, J. (2008): Multisite web-based training in using the Braden scale to predict pressure sore risk. Advances in Skin & Wound Care 21(3): 124-133.

89. Magnan, M.A.; Maklebust, J. (2008b): The effect of web-based Braden Sale training on the reliability and presicion of Braden scale pressure ulcer risk assessments. Journal of Wound Ostomy and Continence Nursing 35(2): 199-208.

90. Maida, V.; Lau, F.; Downing, M.; Yang, J. (2008): Correlation between Braden Scale and Palliative Performance Scales in advanced illness. International Wound Journal 5: 585-590.

91. Margolis, D.J.; Knauss, J.; Bilker, W.; Baumgarten, M. (2003): Medical conditions as risk factors for pressure ulcers in an outpatient setting. Age Ageing 32:259-264.

92. McInnes, E.; Bell-Syer, S.E.M.; Dumville, J.C.; Legood, R.; Cullum, N.A. (2008): Support surfaces for pressure ulcer prevention. Chochrane Database of Systematic Reviews 4. Art. No.: CD001735.

93. McGowan, S.; Montgomery, K.; Jolley, D.; Wright, R. (2000): The role of sheepskins in preventing pressure ulcers in elderly orthopaedic patients. Primary Intention 8(4): 1-8.

94. Meaume, S.; Colin D, Barrois B, Bohbot S, Allaert FA. Preventing the occurrence of pressure ulceration in hospitalised elderly patients. Journal of Wound Care 14 :78-82.

95. Metzing, S. (2004): Aktualisierte Literaturanalyse zur Dekubitusprophylaxe (1999 bis 2002). In: DNQP (Hrsg.): Expertenstandard Dekubitusprophylaxe in der Pflege. Entwiclung, Konsentierung, Implementierung. Osnabrück: DNQP

96. Milne, A.C.; Potter, J.; Avenell, A. (2002): Protein and energy supplementation in elderly people at risk from Malnutrition. Cochrane Database Syst Rev:CD003288.

97. Milne AC, Avenell A, Potter J. (2006): Meta-analysis: protein and energy supplementation in older people. Ann Intern Med. 144(1):37-48.

98. Milne, C.T.; Trigilia, D.; Houle, T.L., et al. (2009): Reduching pressure ulcer prevalence rates in the long-term acute care setting. Ostomy Wound Management 55(4): 50-59.

99. Mistiaen, P.; Achterberg, W.; Ament A, Halfens R, Huizinga J, Montgomery K, Post H, Francke AL. (2008): Cost-effectiveness of the Australian Medical Sheepskin for the prevention of pressure ulcers in somatic nursing home patients: study protocol for a prospective multi-centre randomised controlled trial (ISRCTN17553857). BMC Health Services Research 8:4.

100. Moore, Z.E.H.; Cowman, S. (2008): Risk assessment tools for the prevention of pressure ulcers. Cochrane Database of Systematic Reviews Issue 3. Art. No.: CD006471.

101. Mortenson, W.B.; Miller, W.C. (2008): A review of scales for assessing the risk of developing a pressure ulcer in individuals with SCI. Spinal Cord 46: 168-175.

102. Nakagami, G.; Sanada, H.; Konya, C.; Kitagawa, A.; Tadaka, E.; Matsuyama, Y. (2007): Evaluation of a new pressure ulcer preventive dressing containing ceramide 2 with low frictional outer layer. Journal of Advanced Nursing 59(2): 520-529.

103. Nakagami, G.; Sanada, H.; Konya, C.; Kitagawa, A.; Tadaka, E.; Tabata, K. (2006): Comparison of two pressure ulcer preventive dressings for reducing shear force on the heel. Journal of Wound Ostomy and Continence Nursing 33(3): 267-272.

104. National Pressure Ulcer Advisory Panel and European Pressure Ulcer Advisory Panel (2009): Prevention and treatment of pressure ulcers: clinical practice guideline. Washington DC: National Pressure Ulcer Advisory Panel. Deutsche Übersetzung der Kurzfassung unter URL: www.epuap.org/guidelines/QRG_prevention_German_pdf (abgerufen am: 10. Juni 2010)

105. Nicosia, G.; Gliatta, A.E.; Woodbury, M.G.; Houghton, P.E. (2007): The effect of pressure relieving surfaces on the prevention of heel ulcers in a variety of settings: a meta-analysis. International Wound Journal 4(3): 197-207.

106. Nixon, J.; Cranny, G.; Bond, S. (2007): Skin alterations of intact skin and risk factors associated with pressure ulcer development in surgical patients: A cohort study. International Journal of Nursing Studies 44: 655-663.

107. Nonnemacher, M.; Stausberg, J.; Bartoszek, G.; Lottko, B.; Neuhaeuser, M.; Maier, I. (2009): Predicting pressure ulcer risk: a multifactorial approach to assess risk factors in a large university hospital population. Journal of Clinical Nursing 18(1): 99-107.

108. Olshansky, K. (2008): Assessing pressure ulcer risk is different than predicting development of a pressure ulcer. Journal of Wound Ostomy and Contintence Nursing 35(1): 22.

109. Padula, C.A.; Osborne, E.; Williams, J. (2007): Prevention and early detection of pressure ulcers in hospitalized patients. Journal of Wound Ostomy and Continence Nursing 35(1): 65-75.

110. Palmieri, B.; Benuzzi, G.; Bellini, N. (2005): The anal bag: a modern approach to fecal incontinence management. Ostomy/Wound Management 51:44-52.

111. Pancorbo-Hidalgo, P.L.; Garcia-Fernandez, F.P.; Lopez-Medina, I.M.; Alvarez-Nieto, C. (2006): Risk assessment scales for pressure ulcer prevention: a systematic review. Journal of Advanced Nursing 54(1): 94-100. (in: Bolton, 2007)

112. Panfil, E.-M. (2004): Literaturanalyse zur Dekubitusprophylaxe. In: DNQP (Hrsg.): Expertenstandard Dekubitusprophylaxe in der Pflege. Entwiclung, Konsentierung, Implementierung. Osnabrück: DNQP

113. Panfil, E.-M.; Uschok, A.; Osterbrink, B. (2008): Leben mit einer chronischen Wunde aus Patientenperspektive. In: Deutsches Netzwerk für Qualitätsentwicklung in der Pflege (Hrsg.): Expertenstandard Pflege von Menschen mit chronischen Wunden. Osnabrück.

114. Pekkarinen, L.; Sinervo, T.; Elovainio, M.; et al. (2008): Drug use and pressure ulcers in long-term care units: do nurse time pressure and unfair management increase the prevalence? Journal of Clinical Nursing 17: 3067-3073.

115. Pieper, B.; Langemo, D.; Cuddigan, J. (2009): Pressure ulcer pain: a systematic literature review and national pressure ulcer advidory panel white paper. Ostomy Wound Management 55: 16-31.

116. Reddy, M.; Gill S.S.; Rochon, P.A. (2006): Preventing pressure ulcers: a systematic review. Journal of the American Medical Association 296 (8):974-984. (in: Krapfl und Gray 2008)

117. Reed, R.L.; Hepburn, K.; Adelson, R.; Center, B.; McKnight, P. (2003): Low serum albumin levels, confusion, and fecal incontinence: are these risk factors for pressure ulcers in mobility-impaired hospitalized adults? Gerontology 49:255-259.

118. Reus, U.; Huber, H.; Heine, U. (2005): Pflegebegutachtung und Dekubitus. Zeitschrift für Gerontologie und Geriatrie 38: 210-217.

119. Rintala, D.H.; Garber, S.L.; Friedman, J.D.; Holmes, S.A. (2008): Preventing recurrent pressure ulcers in veterans with spinal cord injury: impact of a structured education and follow-up intervention. Archives of Physical Medicine and Rehabilitation 89:1429-1441.

120. Robert Koch-Institut (2003): Gesundheitsberichterstattung des Bundes Heft 12: Dekubitus. Berlin.

121. Sayar, S.; Turgut, S.; Dogan, H.; Ekici, A.; Yurtsever, S.; Demirkan, F.; Doruk, N.; Taşdelen, B. (2009): Incidence of pressure ulcers in intensive care unit patients at risk according to the Waterlow scale and factors influencing the development of pressure ulcers. Journal of Clinical Nursing 18(5): 765-774.

122. Schlömer, G. (2003): Dekubitusrisikoskalen als Screeninginstrumente-Ein systematischer Überblick externer Evidenz. Zeitschrift für ärztliche Fortbildung und Qualitätssicherung 97: 33-46.

123. Schoonhoven, L.; Grobee, D.E.; Donders, A.R.T. (2006): Prediction of pressure ulcer development in hospitalized patients: a tool for risk assessment. Quality and Safety in Health Care 15: 65-70.

124. Schubart, J.R.; Hilgart, M.; Lyder, C. (2008): Pressure ulcer prevention and management in spinal cord-injured adults: analysis of educational needs. Advances in Skin & Wound Care 21:322-329.

125. Schünemann, A.; Oxman, A.; Brozek, J.; Glasziou, P.; Jaeschke, R.; Vist, G.E.; Williams, J.W.; Kunz, R.; Craig, J.; Montori, V.M.; Bossuyt, P.; Guyatt, G.H. (2008): Grading quality of evidence and strength of recommendations for diagnostic tests and strategies. BMJ 336(7653): 1106-1110.

126. Sharp, C.A.; McLaws, M-L. (2006): Estimating the risk of pressure ulcer development: is it truly evidence based? International Wound Journal 3: 344-353.

127. Shea, BJ.; Grimshaw, J.M.; Wells, G.A.; Boers, M.; Andersson, N.; Hamel, C.; Porter, A.C.; Tugwell, P.; Moher, D.; Bouter, L.M. (2007): Development of AMSTAR a measurement tool to assess the methodological quality of systematic reviews. BMC Medical research Methodology;7:10.

128. Shukla, V.K.; Shukla, D.; Singh, A.; et al. (2008): Risk assessment for pressure ulcer. Journal of Wound Ostomy and Continence Nursing 35(4): 407-411.

129. Spilsbury K, Nelson A, Cullum N, Iglesias C, Nixon J, Mason S. (2007): Pressure ulcers and their treatment and effects on quality of life: hospital inpatient perspectives. Journal of Advanced Nursing 57(5): 494-504.

130. Stausberg, J.; Kröger, K.; Maier, I.; Niebel, W.; Schneider, H. (2005): Häufigkeit des Dekubitus in einem Universitätsklinikum. Deutsche Medizinische Wochenschrift 130: 2311-2315.

131. Steingaß, S.; Klein, B.; Pavel, K.; Ruf, U.; Walter, K.; Weiss, V. (2004): Transparenz in der Pflege: Dekubituserfassung auf Landkreisebene als Instrument der Qualitätssicherung. Gesundheitswesen 66: 802-805.

132. Stratton, R.J.; Ek, A.C.; Engfer, M.; Moore, Z.; Rigby, P.; Wolfe, R.; Elia, M. (2005): Enteral Nutritional support in prevention and treatment of pressure ulcers: a systematic review and meta-analysis. Ageing Research Reviews 4:422-450.

133. Suriadi; Sanada, H.; Sugama, J.; et al. (2006): A new instrument for predicting pressure ulcer risk in an intesive care unit. Journal of Tissue Viability 16(3): 21-26.

134. Suriadi, S.; H.; Sugama, J.; Kitagawa, A.; Thigpen, B.; Kinosita, S.; Murayama, S. (2007): Risk factors in the development of pressure ulcers in an intensive care unit in Pontianak, Indonesia. International Wound Journal 4:208-215.

135. Suriadi; Sanada, H.; Sugama, J.; et al. (2008): Development of a new risk assessment scale for predicting pressure ulcers in an intensive care unit. Nursing in Critical Care 13(1): 34-43.

136. Taler, G. (2002): What do prevalence studies of pressure ulcers in nursing homes really tell us? Journal of the American Geriatrics Society 50: 773-774.

137. Terekeci, H.; Kucukardali, Y.; Top, C.; Onem, Y.; Celik, S.; Oktenli, C. (2009): Risk assessment study of the pressure ulcers in intensive care unit patients. European Journal of Internal Medicine 20:394-397.

138. Thomas, D.R. (2003): Are all pressure ulcers avoidable? Journal of the American Medical Directors Association 4:S43-48.

139. Thompson, P.; Langemo, D.; Anderson, J.; Hanson, D.; Hunter, S. (2005): Skin care protocols for pressure ulcers and incontinence in long-term care: a quasi-experimental study. Advances in Skin & Wound Care 18:422-429.

140. Torra i Bou, J.E.; Segovia Gomez, T. ;Verdu Soriano, J.; Nolasco Bonmati, A.; Rueda Lopez, J.; Arboix i Perejamo, M. (2005): The effectiveness of a hyperoxygenated fatty acid compound in preventing pressure ulcers. Journal of Wound Care 14:117-121.

141. van der Cammen, T.J.; O'Callaghan, U.; Whitefield, M. (1987): Prevention of pressure sores. A comparison of new and old pressure sore treatments. British Journal of Clinical Practice 41:1009-1011.

142. Vanderwee K, Clark M, Dealey C, Gunningberg L, Defloor T. (2007): Pressure ulcer prevalence in Europe: a pilot study. Journal of Evaluation in Clinical Practice 13: 227-235.

143. Vanderwee, K.; Grypdonck, M.; Defloor, T. (2007a): Non-blanchable erythema as an indicator for pressure ulcer prevention: a randomized-controlled trial. Journal of Clinical Nursing 16: 325-335.

144. Vanderwee K, Grypdonck MH, De Bacquer D, Defloor T (2007b): Effectiveness of turning with unequal time intervals on the incidence of pressure ulcer lesions. J Adv Nurs. 57(1):59-68.

145. Whiting, P.; Rutjes, A.W.S.; Reitsma, J.B.; Bossuyet, P.M.M.; Kleijnen, J. (2003): The development of QUADAS: a tool for the quality assessment of studies of diagnostic accuracy included in systematic reviews. BMC Medical research Methodology 3:25.

146. Wolverton, C.L.; Hobbs, L.A.; Beeson, T. (2005): Nosocomial pressure ulcer rates in critical care. Journal of Nursing Care Quality 20(1): 56-62.

147. Young, T.; Clark, M. (2003): Re-positining for pressure ulcer prevention. Cochrane Database of Systematic Reviews 4: No: CD004836.

148. Young, T. (2004): The 30° tilt position vs the 90° lateral and supine positions in reducing the incidence of non-blanching erythema in a hospital inpatient population: a randomized controlled trial. Journal of Tissue Viability 14(3): 89-96.

3.5 Glossar

Angehörige: primäre Bezugspersonen des Patienten/Bewohners, auch über die direkte Verwandtschaft hinaus

Cut-Off: Ein bestimmter Punktwert auf einer Skala der zwischen zwei Kategorien (z.B. Dekubitusrisiko ja/nein) trennt.

Dekubitus: „Ein Dekubitus ist eine lokal begrenzte Schädigung der Haut und/oder des darunter liegenden Gewebes, in der Regel über knöchernen Vorsprüngen, infolge von Druck oder von Druck in Kombination mit Scherkräften. Es gibt eine Reihe weiterer Faktoren, welche tatsächlich oder mutmaßlich mit Dekubitus assoziiert sind; deren Bedeutung ist aber noch zu klären." (NPUAP und EPUAP 2010, S. 7)

Gütekriterien: Maßstäbe, anhand derer die Qualität und Aussagekraft von Studienergebnissen oder Werten standardisierter Instrumente bewertet werden können.

Inzidenz: Anzahl bestimmter Ereignisse (z. B. Neuauftreten eines Dekubitus) in einer bestimmten Gruppe in einer bestimmten Zeitspanne.

Item: Kleinster Bestandteil eines Instruments (z. B. eine Frage in einem Fragebogen).

Mikrobewegung: Unter dem Begriff Mikrobewegungen versteht man schon kleinste Positionsveränderungen, wie z. B. eine Gewichtsverlagerung oder eine kurzfristige Muskelanspannung. Gesunde Menschen führen bewusst und auch unbewusst im Schlaf häufig Mikrobewegungen durch. Bewegungseingeschränkte Menschen, wie z. B. Menschen mit Lähmungen oder sedierte Patienten, führen diese Mikrobewegung nicht mehr oder nur unzureichend durch.

n: Anzahl (z. B. Personen)

Odds ratio: Verhältnis der Wahrscheinlichkeit, dass ein Ereignis in einer bestimmten Gruppe eintritt zur Wahrscheinlichkeit, dass dieses Ereignis in einer anderen Gruppe nicht auftritt.

p, p-Wert: die Wahrscheinlichkeit, dass bestimmte Unterschiede oder Zusammenhänge zufällig auftreten.

Prävalenz: Häufigkeit eines bestimmten Merkmals in einer bestimmten Gruppe zu einem Zeitpunkt.

prospektiv: (zeitlich) nach vorne gerichtet.

Randomisierung: zufällige Zuordnung von Patienten zur Therapie- und Kontrollgruppe

RCT: Randomisierte kontrollierte Studie.

Reliabilität: Ausmaß mit dem Ergebnisse eines standardisierten Instruments (z. B. Dekubitusrisikoskalen) wiederholbar und fehlerfrei sind.

ROC-Kurve: Grafische Darstellung der Werte eines Instruments mit dem eingeschätzt werden kann, wie gut Personen mit einem Merkmal von Personen ohne dieses Merkmal zu unterscheiden sind.

Sensitivität: Wahrscheinlichkeit, dass ein bestimmtes Merkmal erkannt wird (positiver Befund), wenn es tatsächlich vorhanden ist.

Spezifität: Wahrscheinlichkeit, dass ein bestimmtes Merkmal nicht erkannt wird (negativer Befund), wenn es tatsächlich nicht vorhanden ist.

Validität: Stärke der Evidenz oder Güte einer Theorie, dass Messwerte bestimmter standardisierter Instrumente dem Zweck entsprechend interpretiert werden können.

4 Das Audit-Instrument zum aktualisierten Expertenstandard Dekubitusprophylaxe

Doris Schiemann, Martin Moers & Heiko Stehling

Das Audit ist fester Bestandteil des Implementierungskonzepts von Expertenstandards und stellt bei regelmäßiger Durchführung, wie sie im Konzept der Methode der Stationsgebundenen Qualitätsentwicklung (Schiemann & Moers 2004a) vorgesehen ist, einen wichtigen Baustein zur Qualitätsentwicklung und zur Verstetigung des erreichten Qualitätsniveaus dar. Ziel ist, in den beteiligten Pflegeeinheiten alle Pflegefachkräfte sowie eine Stichprobe von 40 Patienten/Bewohnern zu befragen. Alle Kriterienebenen des Expertenstandards werden überprüft. Beim Audit wird regelmäßig auf drei Datenquellen zurückgegriffen: die Pflegedokumentation, die Patienten- und Bewohnerbefragung und die Personalbefragung. Durchgeführt wird das Audit durch Projektbeauftragte oder Qualitätsexperten, die nicht in der Pflegeeinheit eingesetzt sind, um eine Selbstbewertung auszuschließen. Auf eine Datenerhebung durch Vorgesetzte sollte verzichtet werden, um Kontrollängste zu vermeiden.

Generell wird ein Audit von den Pflegepraktikern als Aufwertung und sichtbar machen der pflegerischen Arbeit empfunden, es stellt daher einen positiven Motivationsfaktor bei der Einführung von Expertenstandards dar. Die erhobenen Daten liefern wertvolle Hinweise zur Relevanz des jeweiligen Standardthemas und zum Entwicklungsstand der Pflege in den jeweiligen Einrichtungen. Darüber hinaus sind sie eine solide Grundlage für die weitere Qualitätsarbeit.

Das wissenschaftliche Team des DNQP hat im Rahmen des Pilotprojekts zum Expertenstandard Dekubitusprophylaxe (Moers, Schiemann & Fierdag 2004) ein standardisiertes Audit-Instrument entwickelt, das sich an der Grundstruktur der Audit-Instrumente des Royal College of Nursing (RCN 1994) orientiert. Zu jedem Expertenstandard wird das standardisierte Audit-Instrument themenspezifisch aufbereitet und in den an der modellhaften Implementierung beteiligten Gesundheits- und Altenhilfeeinrichtungen erprobt. Das Auditinstrument steht allen Einrichtungen, die den Expertenstandard einführen möchten, für eigene Qualitätsmessungen auf der Webseite des DNQP zur Verfügung[12].

Der Zeitbedarf für die Durchführung des Audits setzt sich zusammen aus der Information der Mitarbeiter und Patienten/Bewohner/Angehörigen, der Organisation der Befragungen sowie der Durchführung des patienten-/bewohnerbezogenen und des personalbezogenen Audits. Der größte Zeitbedarf entfällt auf die Datenerhebung des patienten-/bewohnerbezogenen Audits, der im Pilotprojekt der modellhaften Implementierung des Expertenstandards im Jahr 2000 pro Patient/Bewohner im Durchschnitt bei 30 Minuten lag (Schiemann & Moers 2004b).

---

[12] www.dnqp.de/expertaudit

4.1 Patienten-/bewohnerbezogene Erhebungsbögen

4.1.1 Allgemeine Hinweise zum erhebungspraktischen Vorgehen

Für die Durchführung des Audits ist ein Zeitraum von vier Wochen vorgesehen. Es sollten möglichst 40 Patienten/Bewohner mit einem Dekubitusrisiko in das Audit einbezogen werden, um aussagekräftige Daten zu erhalten. Um diese Fallzahl zu erreichen ist es in der Regel nötig, die Pflegeeinheiten an mehreren Terminen aufzusuchen. Dabei sollte der Auditor sicherstellen, dass jeder Patient/Bewohner nur einmal in die Erhebung einbezogen wird. Entweder ist eine entsprechende Liste zu führen oder das Audit in der Patientenakte zu vermerken. Kommt es in Krankenhäusern im Auditzeitraum zu einer Wiederaufnahme eines Patienten, kann dieser erneut auditiert werden.

Für die patienten-/bewohnerbezogene Datenerhebung werden so viele Pflegedokumentationen auf Hinweise für das Vorliegen eines Dekubitusrisikos durchgesehen, bis die Zahl von 40 erreicht ist. Hierfür empfiehlt es sich, in einem ersten Arbeitsgang alle Pflegedokumentationen durchzugehen, um diejenigen Patienten/Bewohner zu ermitteln, bei denen im Sinne eines Risikoausschlusses keine Dekubitusgefährdung festgestellt wurde und damit nicht in das Audit einbezogen werden. Auditiert werden daraufhin Patienten/Bewohner, bei denen ein Dekubitusrisiko nicht explizit ausgeschlossen wurde.

Fragebogen 1 umfasst 14 Fragen zu den Ergebniskriterien des Expertenstandards. Sieben Fragen sind aus der Pflegedokumentation, drei von den zuständigen Pflegefachkräften und drei von den Patienten/Bewohnern zu beantworten. Außerdem nimmt der Auditor oder eine weitere erfahrene Pflegefachkraft bei den Patienten/Bewohnern eine Hautinspektion vor. Für die Durchführung des Audits hat es sich bewährt, mit der Dokumentenanalyse zu beginnen, dann die Personalbefragung und zuletzt die Befragung von Patienten/Bewohnern und die Hautinspektion vorzunehmen. Sind die Patienten/Bewohner selbst nicht auskunftsfähig, können Angehörige befragt werden. Es empfiehlt sich, den Wortlaut der Fragestellung im Fragebogen an das Sprachverständnis der zu Befragenden anzupassen. Die Befragungssituation sollte so gestaltet werden, dass Diskretion gewährleistet ist und die Befragten sich frei äußern können. Für die Patienten-/Bewohnerbefragung gilt, dass das Audit regulärer Bestandteil pflegerischer Arbeit im Rahmen des Qualitätsmanagements ist. Es genügt daher, die Patienten/ Bewohner unmittelbar vor der Befragung durch eine ihnen bekannte Person über den Zweck und die Ziele des Audits zu informieren. Zum Vertrauensaufbau können Dienstkleidung und Namensschild hilfreich sein.

Alle Antwortvorgaben in diesem Fragebogen sind „Ja/Nein"-Kategorien mit der gleichzeitigen Möglichkeit eines Kommentars. Alle Ja- und Nein-Antworten werden in Ergebnisprotokoll 1 summiert. Ist die Beantwortung einer Frage mit „ja" oder „nein" nicht möglich, gilt dieses Kriterium als „nicht anwendbar". Die Zahl der nicht anwendbaren Fälle wird von der Gesamtzahl aller Antworten zu dem jeweiligen Kriterium abgezogen und dann das prozentuale Verhältnis von ja- und nein-Antworten zur Gesamtzahl der anwendbaren Fälle berechnet. Wenn eine Frage mit „nein" oder „nicht anwendbar" beantwortet wird, ist in der Kommentarspalte immer eine Begründung anzugeben. So sind bei der Audit-Auswertung Rückschlüsse auf die Ursachen für das Nichterreichen eines Kriteriums möglich.

Der Auditor sollte den Expertenstandard zum Nachschauen immer zur Hand haben, weil die Fragen in den Erhebungsbögen aus den Struktur- und Ergebniskriterien des Standards abgeleitet sind.

4.1.2 Fragebogen 1: patienten-/bewohnerbezogene Daten

Name der Einrichtung und Pflegeeinheit:

Datum: _____ Benötigte Zeit: _____ Nummer: _____

Quelle	Frage	Ant-wort	Kommentare
Dokumenten-analyse	E 0 Lagen bei Aufnahme des Patienten/Bewohners in der Pflegeeinheit ein oder mehrere Dekubitus vor?		Wenn ja: Lokalisation: Bitte vermerken Sie den Dekubitusgrad auf der folgenden Seite.
	E 1.1 Wurde unmittelbar zu Beginn der pflegerischen Versorgung eine systematische Einschätzung des Dekubitusrisikos vorgenommen?		
	E 1.2 Wurde eine Hautinspektion vorgenommen?		
	E 1.3 Liegt eine aktuelle, systematische Risikoein-schätzung vor?		
	E 2 Erfolgt die Bewegungsförderung nach einem individuellen Bewegungsplan?		
	E 3.1 Wenn individuell benötigte druckverteilende Hilfsmittel in der Pflegeplanung vorgesehen waren, wurden sie unverzüglich eingesetzt?		
	E 4.1 Wurde dem Patienten/Bewohner Beratung über sein Dekubitusrisiko angeboten?		
Befragung der zuständigen Pflegefach-kraft	E 4.2 War es Ihnen möglich, den Patienten/Bewoh-ner oder ggf. Angehörige in Bezug auf sein Dekubitusrisiko zu beraten?		
	E 4.3 War es Ihnen möglich, den Patienten/Bewoh-ner oder ggf. Angehörige an der Planung der Maßnahmen zu beteiligen?		
	E 5.1 Wurden alle an der Versorgung beteiligten Be-rufsgruppen über die notwendigen prophylak-tischen Maßnahmen informiert?		Wenn ja: auf welche Weise?
Befragung von Patient/ Bewohner (alternativ Angehörige)	E 4.4 Hat jemand mit Ihnen über die Gefahr des Wundliegens gesprochen?		
	E 4.5 Waren die Informationen für Sie verständlich und ausreichend?		
	E 4.6 Sind Ihnen Möglichkeiten zur Vermeidung des Wundliegens gezeigt worden?		
Beobachten	E 6 Hat der Patient/Bewohner einen oder mehrere Dekubitus, der oder die seit Aufnahme in der Pflegeeinheit neu entstanden sind?		Wenn ja: Lokalisation: Bitte vermerken Sie den Dekubitusgrad auf der folgenden Seite.

Ausfüllhinweis: J: ja   N: Nein   NA: nicht anwendbar

Dekubitusgrade

Name der Einrichtung und Pflegeeinheit: _____

Datum: _____   **Nummer:** _____

Bitte vermerken Sie jeweils das Ergebnis der Dokumentenanalyse und der Hautbeobachtung durch den Auditor.

	E0 (Dokumentenanalyse)	E6 (Beobachtung)
Kategorie/ Stufe/ Grad I: Nicht wegdrückbare Rötung Nicht wegdrückbare, umschriebene Rötung bei intakter Haut, gewöhnlich über einem knöchernen Vorsprung. Bei dunkel pigmentierter Haut ist ein Verblassen möglicherweise nicht sichtbar, die Farbe kann sich aber von der umgebenden Haut unterscheiden. Der Bereich kann schmerzempfindlich, verhärtet, weich, wärmer oder kälter sein als das umgebende Gewebe. Diese Symptome können auf eine (Dekubitus-) Gefährdung hinweisen.	☐	☐
Kategorie/ Stufe/ Grad II: Teilverlust der Haut Teilzerstörung der Haut (bis zur Dermis), die als flaches, offenes Ulcus mit einem rot bis rosafarbenen Wundbett ohne Beläge in Erscheinung tritt. Kann sich auch als intakte oder offene/rupturierte, serumgefüllte Blase darstellen. Manifestiert sich als glänzendes oder trockenes, flaches Ulcus ohne nekrotisches Gewebe oder Bluterguss. Diese Kategorie sollte nicht benutzt werden, um Skin Tears (Gewebezerreißungen), Verbands- oder pflasterbedingte Hautschädigungen, feuchtigkeitsbedingte Läsionen, Mazerationen oder Abschürfungen zu beschreiben.	☐	☐
Kategorie/ Stufe/ Grad III: Verlust der Haut Zerstörung aller Hautschichten. Subkutanes Fett kann sichtbar sein, jedoch keine Knochen, Muskeln oder Sehnen. Es kann ein Belag vorliegen, der jedoch nicht die Tiefe der Gewebsschädigung verschleiert. Es können Tunnel oder Unterminierungen vorliegen. Die Tiefe des Dekubitus der Kategorie/Stufe/Grad III variiert je nach anatomischer Lokalisation. Der Nasenrücken, das Ohr, der Hinterkopf und der Knochenvorsprung am Fußknöchel haben kein subkutanes Gewebe, daher können Kategorie III Wunden dort auch sehr oberflächlich sein. Im Gegensatz dazu können an besonders adipösen Körperstellen extrem tiefe Kategorie III Wunden auftreten. Knochen und Sehnen sind nicht sichtbar oder tastbar.	☐	☐
Kategorie/ Stufe/ Grad IV: vollständiger Haut oder Gewebeverlust Totaler Gewebsverlust mit freiliegenden Knochen, Sehnen oder Muskeln. Belag und Schorf können vorliegen. Tunnel oder Unterminierungen liegen oft vor. Die Tiefe des Kategorie IV Dekubitus hängt von der anatomischen Lokalisation ab. Der Nasenrücken, das Ohr, der Hinterkopf und der Knochenvorsprung am Fußknöchel haben kein subkutanes Gewebe, daher können Wunden dort auch sehr oberflächlich sein. Kategorie IV Wunden können sich in Muskeln oder unterstützende Strukturen ausbreiten (Fascien, Sehnen oder Gelenkkapseln) und können dabei leicht Osteomyelitis oder Ostitis verursachen. Knochen und Sehnen sind sichtbar oder tastbar	☐	☐

vgl. EPUAP/NPUAP (2009) Deutsche Übersetzung S.9

4.1.3 Hinweise zu den Fragen in Fragebogen 1

Sie dienen als Hilfestellung u. a. dann, wenn Unsicherheiten darüber bestehen, ob ein Kriterium als erfüllt bzw. nicht erfüllt zu gelten hat oder als nicht anwendbar einzustufen ist.

Code	Hinweise
E 0	Bitte vermerken Sie, ob bei Aufnahme bzw. bei Beginn der pflegerischen Versorgung des Patienten/Bewohners ein Dekubitus vorlag. Geben Sie die die Lokalisation in der Kommentarspalte und den Grad in der Tabelle an. Liegt die Aufnahme länger zurück (z. B. in Einrichtungen der Altenhilfe), gilt der Zeitpunkt der Einführung des Standards. Bei mehreren Dekubitus sollte die Tabelle kopiert und die jeweilige Lokalisation des Dekubitus auf ihr vermerkt werden.
E 1.1	Aus erhebungspraktischen Gründen gelten die ersten 24 Stunden nach Aufnahme als „unmittelbar zu Beginn".
E 1.2	Die Hautinspektion ist Teil der differenzierten Einschätzung des Dekubitusrisikos. Bitte geben Sie an, ob ihre Durchführung dokumentiert ist.
E 1.3	Eine Einschätzung ist dann aktuell, wenn sie entweder im festgelegten Zeitabstand und/oder nach jeder das Dekubitusrisiko betreffenden Veränderung der Pflegesituation erneut durchgeführt wurde.
E 2	Bitte geben Sie an, ob ein Bewegungsplan vorliegt, der die individuellen Risikofaktoren des Patienten/Bewohners ebenso berücksichtigt wie Interventionen, besondere Vorlieben („Einschlafseite") oder Zeitintervalle
E 3.1	Gemeint sind druckverteilende Hilfsmittel wie z. B. Spezialmatratzen, Polsterungen oder andere Hilfsmittel. Falls keine entsprechenden Hilfsmittel benötigt werden, ist die Frage nicht anwendbar. Nicht gemeint sind Lagerungshilfsmittel wie z. B. Kissen.
E 4.1	In der Dokumentation sollte vermerkt sein, dass dem Patienten/Bewohner (alternativ seinen Angehörigen) Information und Beratung angeboten wurden. Sollten die Angebote von dem Patient/Bewohner abgelehnt worden sein, gilt das Kriterium als erfüllt und muss mit „Ja" beantwortet werden. Ablehnung der Angebote bitte in der Kommentarspalte vermerken.
E 4.2 E 4.3	Diese Fragen beziehen sich auf arbeitsorganisatorische Bedingungen. Hat der Patient Beratungsangebote oder die Beteiligung an der Maßnahmenplanung abgelehnt oder aus anderen Gründen nicht wahrnehmen können (z. B. kognitive Einschränkungen), gilt das jeweilige Kriterium trotzdem als erfüllt und muss mit „Ja" beantwortet werden. Ablehnung oder andere Gründe sollten in der Kommentarspalte vermerkt werden.
E 5.1	Bei dieser Frage geht es um die Informationsweitergabe über prophylaktische Maßnahmen an andere Berufsgruppen.
E 4.4 E 4.5 E 4.6	Bei diesen Fragen ist möglich, dass die Antworten des Patienten/Bewohners im Widerspruch zu den Ergebnissen der Dokumentenanalyse (E 4.1) und der Personalbefragung (E 4.2 / E 4.3) stehen. Die Fragen können zum besseren Verständnis den befragten Personen und dem individuellen Fall entsprechend sprachlich angepasst werden.
E 6	Die Hautbeobachtung sollte durch einen in der Dekubituseinschätzung erfahrenen Auditor oder ggf. eine weitere Pflegefachkraft erfolgen, die nicht zum Pflegeteam der auditierten Pflegeeinheit gehört. Das Ergebnis ist in der Tabelle einzutragen. Bei mehreren Dekubitus sollte die Tabelle kopiert und die jeweilige Lokalisation des Dekubitus auf ihr vermerkt werden.

4.1.4 Ergebnisprotokoll 1: Patienten/Bewohner

Standard: Dekubitusprophylaxe, 1. Aktualisierung

Ziel des Audits: Feststellen, ob jeder dekubitusgefährdete Patient eine geeignete Prophylaxe erhält.

Stichprobe:
Patienten/Bewohner/Angehörige: 40 Patienten/Bewohner mit Risiko (sowie alle übrigen Patienten/Bewohner zwecks Risikoausschluss)

Personal: Alle Pflegekräfte der Pflegeeinheit

Zeitrahmen: 4 Wochen

Name der Einrichtung und Pflegeeinheit: _____

Funktion/Position des Auditors: _____

Zeitraum des Audits: von: _____ bis: _____

Gesamtaufwand des Auditors: _____ (in Stunden)

(inkl. Wegezeiten und telefonischen Absprachen)

I. Gesamtzahl der Patienten: _____

davon
a) Zahl der dekubitusgefährdeten Patienten: _____

b) Zahl der Patienten mit Risikoausschluss: _____

II. Kommentar (Besonderheiten, Probleme, Auffälligkeiten):
_____
_____

Patientenbezogene Stichprobe

Code	1	2	3	4	5	6	7	8	9	10	11	12	13	14	15	16	17	18	19	20	21	22	23	24	25	26	27	28	29	30	31	32	33	34	35	36	37	38	39	40	Summe gültig	Summe J	Summe N	in %
E0																																												
E1.1																																												
E1.2																																												
E1.3																																												
E2																																												
E3.1																																												
E4.1																																												
E4.2																																												
E4.3																																												
E5.1																																												
E4.4																																												
E4.5																																												
E4.6																																												
E6																																												

J = ja   N = nein   NA = nicht anwendbar

4.2 Personalbezogene Erhebungsbögen

4.2.1 Allgemeine Hinweise zum erhebungspraktischen Vorgehen

Die Personalbefragung stellt einen wesentlichen Baustein des Audits dar. Auf diesem Wege können die an der Standardimplementierung beteiligten Pflegefachkräfte Auskunft darüber geben, wie sie selbst sowohl ihren Qualifikationsstand als auch ihren Qualifikationsbedarf einschätzen. Daher ist ein Rücklauf von 100% der ausgegebenen Bögen anzustreben. Dass es immer einen gewissen Prozentsatz an Ausfällen durch Krankheit und Urlaub gibt, ist nicht zu vermeiden. Die Personalbefragung sollte in schriftlicher Form bei allen Pflegefachkräften der Pflegeeinheit anonym durchgeführt werden. Im Ergebnisprotokoll 2 ist die Anzahl der ausgegeben Fragebögen zu vermerken. Um eine hohe Rücklaufquote zu erhalten, empfiehlt es sich, die Fragebögen persönlich an die Kollegen zu verteilen und für die Abgabe eine „Wahlurne" aufzustellen. Die Personalvertretung sollte über die Befragung informiert werden.

Der Fragebogen enthält insgesamt zwölf mit „ja" oder „nein" zu beantwortende Fragen zu den Strukturkriterien des Expertenstandards, in denen Aussagen zur benötigten Fachkompetenz gemacht werden. Gefragt wird zum einen nach der Teilnahme an Fortbildungsveranstaltungen oder Schulungen in den vergangenen 24 Monaten zu den relevanten Strukturkriterien des Expertenstandards und zum anderen nach dem weiterhin bestehenden Fortbildungsbedarf zu den einzelnen Themen. Die Beispiele des Fragebogens können sprachlich angepasst werden, z. B. durch die Nennung der tatsächlich angebotenen Fortbildungsveranstaltung. Angepasste Beispiele müssen dem jeweiligen Themengebiet entsprechen.

Die Angaben werden aus den Antwortbögen in das Ergebnisprotokoll 2 übertragen, um das Gesamtergebnis zu den einzelnen Strukturkriterien ermitteln zu können. Sollten mehr Personen an der Befragung teilnehmen als Platz für Eintragungen auf dem Ergebnisprotokoll vorhanden ist, können weitere Daten auf einer Kopie des Protokolls eingetragen werden. Die Ergebnisse lassen Rückschlüsse auf den Wissensstand zum Standardthema zu und geben dem Pflegemanagement Hinweise zum aktuellen Fortbildungsbedarf der beteiligten Pflegefachkräfte.

4.2.2 Fragebogen 2: Pflegepersonal

Liebe Kollegin, lieber Kollege aus dem Pflegedienst,
in Ihrer Pflegeeinheit wurde der Expertenstandard „Dekubitusprophylaxe in der Pflege" eingeführt. Sie sind unter Umständen bereits über die Qualitätsbewertung (Audit) informiert und zu von Ihnen betreuten Patienten/Bewohnern befragt worden. Zur Auswertung des Erfolgs der Standardeinführung und -anwendung ist es wichtig, die Selbsteinschätzung des Pflegepersonals zum Wissensstand bezüglich der Standardkriterien zu erfassen. Wir bitten Sie daher, den folgenden kurzen Fragebogen ohne Angabe Ihres Namens auszufüllen, damit Ihre Anonymität gewahrt bleibt.

Da es Sinn und Zweck von Expertenstandards ist, neues Wissen zu verbreiten, besteht bei ihrer Einführung grundsätzlich Fortbildungsbedarf. **Wir möchten von Ihnen wissen, zu welchen Themen Sie in den vergangenen 24 Monaten an Schulungs- oder Fortbildungsmaßnahmen teilgenommen haben und zu welchen Themen Sie weiteren Schulungs-/Fortbildungsbedarf sehen.** Als Fortbildungen gelten auch Informationen durch Kolleginnen im Rahmen von Dienstbesprechungen oder Übergaben. Ebenso gehören dazu praktische Übungen und Trainings (z. B. Schulungen für Hilfsmittel).

Fortbildungsthemen	Teilnahme		Weiterer Bedarf	
	Ja	Nein	Ja	Nein
Dekubitusentstehung, Risikofaktoren und Einschätzung von Dekubitus (S1a)	☐	☐	☐	☐
Durchführung der systematischer Risikoeinschätzungen zur Erfassung des Dekubitusrisikos (S1b)	☐	☐	☐	☐
Gewebeschonende Bewegungs-, Lagerungs- und Transfertechniken (S2)	☐	☐	☐	☐
Auswahl geeigneter Hilfsmittel, z. B geeignete druckverteilende Lagerungshilfsmittel (S3)	☐	☐	☐	☐
Beratung/Anleitung zu Dekubitusrisiko und prophylaktischen Maßnahmen, z. B. Bewegungsförderung (S4)	☐	☐	☐	☐
Beurteilung und Dokumentation der Effektivität der prophylaktischen Maßnahmen, z. B. Begutachtung des Hautzustandes (S6)	☐	☐	☐	☐

© Deutsches Netzwerk für Qualitätsentwicklung in der Pflege (DNQP), 2010

4.2.3 Ergebnisprotokoll 2: Personalbefragung

Anzahl der ausgegebenen *Audit-Fragebögen 2: Pflegepersonal:* _____

Pflegepersonalbezogene Stichprobe

Code	1	2	3	4	5	6	7	8	9	10	11	12	13	14	15	16	17	18	19	20	21	22	23	24	25	26	27	28	29	30	31	32	33	34	35	36	37	38	39	40	gültig	J	N	in %

Summe

Zur tatsächlichen Teilnahme an Informationsveranstaltungen, Schulungen oder Fortbildungen

S 1a	
S 1b	
S 2	
S 3	
S 4	
S 6	

Zum weiterhin bestehenden Fortbildungsbedarf

S 1a	
S 1b	
S 2	
S 3	
S 4	
S 6	

J = ja   N = nein   NA = nicht anwendbar

Literatur

Moers, Martin; Schiemann, Doris und Fierdag, Andreas (2004): Das Audit-Instrument zum Expertenstandard Dekubitusprophylaxe in der Pflege. In: DNQP (Hrsg.): Expertenstandard Dekubitusprophylaxe in der Pflege. Entwicklung – Konsentierung – Implementierung, 2. Auflage, Osnabrück, S. 93-100

Royal College of Nursing (RCN) / Society of Paediatric Nursing (Hrsg.) (1994): Standards of Care for Paediatric Nursing. Harrow, Scutari Press

Schiemann, Doris; Moers, Martin (2004a): Werkstattbericht: Stationsgebundene Qualitätsentwicklung in der Pflege (mit einem Kapitel von Andreas Fierdag). Osnabrück: DNQP. Online: www.dnqp.de/werkstattbericht.htm

Schiemann, Doris; Moers, Martin (2004b): Die Implementierung des Expertenstandards Dekubitusprophylaxe in der Pflege. In: DNQP (Hrsg.): Expertenstandard Dekubitusprophylaxe in der Pflege. Entwicklung – Konsentierung – Implementierung, 2. Auflage, Osnabrück, S. 101-122

Info zum „Networking for Quality"

Das Deutsche Netzwerk für Qualitätsentwicklung in der Pflege ist ein bundesweiter Zusammenschluss von Fachkollegen in der Pflege, die sich mit dem Thema Qualitätsentwicklung auseinandersetzen. Übergreifende Zielsetzung des DNQP ist die Förderung der Pflegequalität auf der Basis von Praxis- und Expertenstandards in allen Einsatzfeldern der Pflege. Für die inhaltliche Steuerung des Netzwerks steht der Lenkungsausschuss und für die Durchführung wissenschaftlicher Projekte und Veröffentlichungen das wissenschaftliche Team an der Hochschule Osnabrück zur Verfügung. Das DNQP betreibt einen kontinuierlichen Fachdialog über aktuelle Qualitätsthemen mit Partnerorganisationen auf europäischer Ebene.

Zentrale Aufgabenschwerpunkte:
* Entwicklung, Konsentierung und Implementierung evidenzbasierter Expertenstandards
* Beforschung von Methoden und Instrumenten zur Qualitätsentwicklung und -messung

Netzwerksteuerung
Die inhaltliche Steuerung des Netzwerks erfolgt durch einen Lenkungsausschuss, dessen Mitglieder in unterschiedlichen Aufgabenfeldern der Pflege tätig sind und sich dort mit Fragen der Qualitätsentwicklung in der Pflege auseinandersetzen. Es handelt sich um Vertreter aus Pflegewissenschaft, -management, -lehre, -praxis und -forschung.

Mitglieder des Lenkungsausschusses: (Stand Oktober 2010)

Prof. Dr. Sabine Bartholomeyczik
Universität Witten/Herdecke, Department Pflegewissenschaft
Deutsches Zentrum für Neurodegenerative Erkrankungen (DZNE), Standort Witten

Prof. Marlies Beckmann
Fachhochschule Frankfurt am Main

Prof. Dr. Astrid Elsbernd
Hochschule Esslingen

Hedwig François-Kettner
Pflegedirektorin der Charité Universitätsmedizin Berlin

Gudrun Gille
Vorsitzende des Deutschen Berufsverbandes für Pflegeberufe e.V. (DBfK), Berlin

Prof. Dr. Ulrike Höhmann
Ev. Fachhochschule Darmstadt

Dr. Edith Kellnhauser
Prof. emer. Kath. Fachhochschule Mainz

Prof. Dr. Martin Moers
Hochschule Osnabrück

Prof. Dr. Martina Roes
Hochschule Bremen

Prof. Dr. Doris Schiemann
Hochschule Osnabrück

Christine Sowinski
Referentin für Pflegeorganisation im Kuratorium Deutsche Altershilfe (KDA), Köln